Jan Vitu

Therapieresponse und Verträglichkeit von Citalopram

Jan Vitu

Therapieresponse und Verträglichkeit von Citalopram

Getestet bei depressiven Onkologiepatienten

Südwestdeutscher Verlag für Hochschulschriften

Impressum/Imprint (nur für Deutschland/ only for Germany)
Bibliografische Information der Deutschen Nationalbibliothek: Die Deutsche Nationalbibliothek verzeichnet diese Publikation in der Deutschen Nationalbibliografie; detaillierte bibliografische Daten sind im Internet über http://dnb.d-nb.de abrufbar.

Alle in diesem Buch genannten Marken und Produktnamen unterliegen warenzeichen-, markenoder patentrechtlichem Schutz bzw. sind Warenzeichen oder eingetragene Warenzeichen der jeweiligen Inhaber. Die Wiedergabe von Marken, Produktnamen, Gebrauchsnamen, Handelsnamen, Warenbezeichnungen u.s.w. in diesem Werk berechtigt auch ohne besondere Kennzeichnung nicht zu der Annahme, dass solche Namen im Sinne der Warenzeichen- und Markenschutzgesetzgebung als frei zu betrachten wären und daher von jedermann benutzt werden dürften.

Verlag: Südwestdeutscher Verlag für Hochschulschriften Aktiengesellschaft & Co. KG
Dudweiler Landstr. 99, 66123 Saarbrücken, Deutschland
Telefon +49 681 37 20 271-1, Telefax +49 681 37 20 271-0
Email: info@svh-verlag.de
Zugl.: Greifswald, Ernst-Moritz-Arndt-Universität, Dissertation, 2009

Herstellung in Deutschland:
Schaltungsdienst Lange o.H.G., Berlin
Books on Demand GmbH, Norderstedt
Reha GmbH, Saarbrücken
Amazon Distribution GmbH, Leipzig
ISBN: 978-3-8381-1804-8

Imprint (only for USA, GB)
Bibliographic information published by the Deutsche Nationalbibliothek: The Deutsche Nationalbibliothek lists this publication in the Deutsche Nationalbibliografie; detailed bibliographic data are available in the Internet at http://dnb.d-nb.de.

Any brand names and product names mentioned in this book are subject to trademark, brand or patent protection and are trademarks or registered trademarks of their respective holders. The use of brand names, product names, common names, trade names, product descriptions etc. even without a particular marking in this works is in no way to be construed to mean that such names may be regarded as unrestricted in respect of trademark and brand protection legislation and could thus be used by anyone.

Publisher: Südwestdeutscher Verlag für Hochschulschriften Aktiengesellschaft & Co. KG
Dudweiler Landstr. 99, 66123 Saarbrücken, Germany
Phone +49 681 37 20 271-1, Fax +49 681 37 20 271-0
Email: info@svh-verlag.de

Printed in the U.S.A.
Printed in the U.K. by (see last page)
ISBN: 978-3-8381-1804-8

Copyright © 2010 by the author and Südwestdeutscher Verlag für Hochschulschriften Aktiengesellschaft & Co. KG and licensors
All rights reserved. Saarbrücken 2010

Inhaltsverzeichnis

1. Einführung 5
2. Grundlagen 5
   2.1. Epidemiologie 5
   2.2. Diagnoseerhebung 6
      2.2.1. Unterschiedliche Erhebungsschlüssel 7
      2.2.2. Allgemeine Risikofaktoren für psychische Störungen 8
      2.2.3. Spezifische Risikofaktoren psychischer Erkrankungen bei onkologischen Patienten 9
         2.2.3.1. Schmerz 9
         2.2.3.2. Körperliche Leistungseinschränkung 10
         2.2.3.3. Metabolische Störungen 11
         2.2.3.4. Anämien 11
         2.2.3.5. Neurologische Krankheitsbilder 12
         2.2.3.6. Operative Karzinomsanierung 12
         2.2.3.7. Medikamentöse Therapie 12
      2.2.4. Effekte der therapeutischen Intervention 13
      2.2.5. Verschiedene Therapieoptionen 15
         2.2.5.1. Psychotherapie 15
         2.2.5.2. Pharmakotherapie 16
         2.2.5.3. Trizyklische Antidepressiva 17
         2.2.5.4. Selektive Serotonin Reuptake Inhibitoren 17
         2.2.5.5. Andere Antidepressiva 18
         2.2.5.6. Kombination von Psycho- und Pharmakotherapie 18
3. Fragestellung 19
4. Methoden 19
   4.1. Studiendesign 19
   4.2. Patientenkollektiv 20
      4.2.1. Ein-/Ausschusskriterien 20
      4.2.2. Interventionsgruppe 21
      4.2.3. Kontrollgruppe 22
   4.3. Aufklärung 23

4.4.	Ethik	23
4.5.	Studienprotokoll	23
	4.5.1. Interventionsgruppe	23
	4.5.2. Kontrollgruppe	24
4.6.	Medikation	25
4.7.	Erhebungsinstrumente	26
	4.7.1. Montgomery Asberg Depression Rating Scale (MADRS)	26
	4.7.2. Beck Anxiety Inventory (BAI)	27
	4.7.3. EORTC- QLQ-C30	27
	4.7.4. Fragebogen zur körperlichen Befindlichkeit (FKB)	29
4.8.	Soziodemographische Patientendaten	29
4.9.	Statistik	30
5. Ergebnisse		31
5.1.	Demographische Faktoren	31
	5.1.1. Altersverteilung	31
	5.1.2. Geschlechtsverteilung	32
	5.1.3. Familiäre Situation	33
	5.1.4. Soziale Versorgung	33
	5.1.5. Tumorart	34
	5.1.6. Erstdiagnose/ Rezidiv	35
	5.1.7. Therapieform	36
5.2.	MADRS	37
	5.2.1. Ergebnisse	37
	5.2.2. Deskriptive Statistik	38
	5.2.3. Varianzanalyse	39
	5.2.4. Varianzanalyse mit Messwiederholung	41
	5.2.4.1. Interventionsgruppe	41
	5.2.4.2. Kontrollgruppe	43
5.3.	BAI	45
	5.3.1. Ergebnisse	45
	5.3.2. Deskriptive Statistik	46
	5.3.3. Varianzanalyse	47
	5.3.4. Varianzanalyse mit Messwiederholung	49

5.3.4.1.	Interventionsgruppe	49
5.3.4.2.	Kontrollgruppe	50
5.4.	Fragebogen zur körperlichen Befindlichkeit (FKB)	52
5.4.1.	Ergebnisse	52
5.4.2.	Deskriptive Statistik	52
5.4.3.	Varianzanalyse	54
5.4.4.	Varianzanalyse mit Messwiederholung	56
5.4.4.1.	Interventionsgruppe	56
5.4.4.2.	Kontrollgruppe	56
5.4.5.	Einzelanalyse der Items des FKB	58
5.4.5.1.	Übelkeit / Kopfschmerzen	58
5.4.5.2.	Vermehrtes Schwitzen / Benommenheit	59
5.4.5.3.	Mundtrockenheit / Zittern	60
5.4.5.4.	Durchfall / Niedriger Blutdruck	61
5.4.5.5.	Verstopfung / Kraftlosigkeit	62
5.4.5.6.	Kribbeln / Bauchschmerzen	63
5.4.5.7.	Probleme beim Harnlassen / Sehstörungen	64
5.4.5.8.	Erhöhter Puls / Herzklopfen	65
5.4.5.9.	Ängstlichkeit / Hautrötung	66
5.4.5.10.	Erbrechen / Nervosität	67
5.4.5.11.	Vermehrter Harndrang / Vermehrter Speichelfluss	68
5.4.5.12.	Juckreiz / Schlafstörungen	69
5.4.5.13.	Konzentrationsstörungen / innere Unruhe	70
5.4.5.14.	Gewichtsverlust / Schwindel	71
5.4.5.15.	Geschmackstörungen	72
5.5.	EORTC QLQ 30	72
5.5.1.	Ergebnisse	72
5.5.2.	Skala zum allgemeinen Gesundheitsstatus	73
5.5.2.1.	Deskriptive Statistik	73
5.5.2.2.	Varianzanalyse	74
5.5.3.	Funktionsskalen	75
5.5.3.1.	Deskriptive Statistik	75

	5.5.3.2. Varianzanalyse	77
6.	Diskussion	79
6.1.	Einleitung	79
6.2.	Ablauf	80
6.3.	Design	81
6.4.	Ergebnisse	82
	6.4.1. Prävalenz	82
	6.4.2. Vergleich der Studienteilnehmer	83
	6.4.3. Demographische Daten	85
	6.4.4. MADRS	85
	6.4.5. BAI	86
	6.4.6. Nebenwirkungen	87
	6.4.7. EORTC	88
	6.4.8. Diskussion der Studienergebnisse	90
7.	Zusammenfassung	91
8.	Literaturverzeichnis	92

1. Einführung

Seit dem Jahr 2000 können onkologische Patienten ein Therapieangebot der psychoonkologischen Ambulanz innerhalb der Klinik und Poliklinik für Psychiatrie und Psychotherapie der Universität Greifswald nutzen.
Das Therapieangebot umfasst die psychiatrische und psychotherapeutische Intervention psychischer Störungen innerhalb dieser Patientengruppe.
Der Versorgungsauftrag ergibt sich aus der hohen Prävalenz depressiver Störungen bei Patienten mit Tumorerkrankungen sowie der zunehmenden Kenntnisse über eine positive Beeinflussung des körperlichen Befindens und des Krankheitsverlaufes bei entsprechender Intervention. [1]
Da die fachspezifische, primär onkologische Therapie in der Vielzahl der Fälle keine ausreichenden personellen und fachlichen Ressourcen für psychotherapeutische Ansätze bietet, erfolgte die Etablierung der psychoonkologischen Ambulanz als optionales Therapieangebot an onkologischen Patienten.
Im Rahmen dieses Therapieangebotes wurde eine Verlaufsbeobachtung an einem Patientenkollektiv verschiedener onkologischer Zentren durchgeführt.
Anhand unserer Studiendaten können Erfahrungen und Kenntnisse über den Therapieerfolg bzw. Nebenwirkungen einer medikamentösen Intervention mit dem Selektiven Serotonin Reuptake Inhibitor Citalopram im Kollektiv depressiver Patienten mit malignen Grunderkrankungen dokumentiert werden.

2. Grundlagen

2.1. Epidemiologie

Depressionen zählen zu den häufigsten psychischen Störungen, welche als Komorbiditäten im Zusammenhang mit einer malignen Grunderkrankung auftreten können. Eine Major Depression wird im Verlauf einer onkologischen Erkrankung durchschnittlich an 25% der Patienten diagnostiziert. Zur Prävalenz der Depression bei Krebserkrankungen wurden zahlreiche Studien durchgeführt.

Aufgrund der erheblichen Heterogenität der Patientenpopulation, Hospitalisation, der Tumorart und -stadien sowie des Studiendesigns variieren die Anteile depressiver onkologischer Patienten in der Literatur von 4,5% bis 58% [2, 3, 4, 5, 6, 7, 8, 9, 10, 11]. Die starke Abweichung der Ergebnisse zwischen den einzelnen Studien wird nicht zuletzt durch die Verwendung unterschiedlicher diagnostischer Kriterien und Diagnoseschlüssel verursacht [12].

2.2. Diagnoseerhebung

Standardisierte Diagnosekriterien für Depression wie der DSM-IV [13] und der ICD 10 [62] schließen eine Reihe von Symptomen ein, die auch mit einer Krebserkrankung vergesellschaftet sind.

Wie aus Tab. 1 ersichtlich, wird die Major Depression nach DSM-IV definiert, wenn mindestens fünf der folgenden Symptome über einen Zeitraum ≥ zwei Wochen vorhanden sind:

1. depressive Verstimmung die meiste Zeit des Tages
2. Verlust von Interesse oder Freude
3. Gewichts-/Appetitverlust
4. Schlafstörungen
5. psychomotorische Unruhe oder Hemmung
6. Energieverlust
7. Schuldgefühle
8. Konzentrationsschwäche
9. wiederkehrende Gedanken an den Tod oder Suizidideen.

Eine verifizierbare Diagnoseerhebung wird aufgrund der vielfältigen Coinzidenzen bezüglich der genannten Symptome zwischen der manifesten somatischen Erkrankung und einer psychischen Störung erschwert.

Beispielsweise wird die Mehrzahl der Patienten mit fortgeschrittenen Tumorerkrankungen über Symptome wie Übelkeit, Erbrechen, Appetit- und Gewichtverlust, Schlafstörungen und Konzentrationsschwäche berichten. Auch scheint es verständlich, dass Patienten, welche mit dem eigenen Tod konfrontiert werden, traurig oder „depressiv" wirken [14].

Dem Kliniker stellt sich hierbei die Frage, bis zu welchen Punkt man von einer „normalen" Traurigkeit bzw. depressiven Verstimmung sprechen kann bzw. ab welchem Zeitpunkt das Krankheitsbild der Depression beginnt [15].

2.2.1. Unterschiedliche Erhebungsschlüssel

Es lassen sich verschiedenste Diagnosesysteme modifiziert für physisch kranke Patienten finden.

Die Arbeitsgruppe um Cohen-Cole und Brown empfahl zwei der neun Symptome „Anorexie" und „Müdigkeit" für die Diagnose einer Major Depression nach dem DSM-IV Kriterien auszuschließen, da sie häufig mit der Krebserkrankung bzw. deren Behandlung assoziiert sind [16,17].

Das Risiko, aufgrund des Ausschlusses einzelner Kriterien die Sensitivität des Testes zu verringern und entsprechend falsch negative Resultate zu erzielen, wird hierbei toleriert.

In einem anderen Ansatz nach Endicott [18] wird vorgeschlagen, die neurovegetativen Symptome gegen psychologische Symptome wie „Selbstmitleid", „grübeln", „weinen" und „Pessimismus" auszutauschen.

Häufig wird gefordert, die Bedeutung psychologischer Symptome wie „Hoffnungslosigkeit", „Verlust des Selbstwertgefühls" und „der Wunsch zu sterben" im Vergleich zu den physikalischen Kriterien für Depression hervorzuheben [19].

Unter Einschluss der gesehenen, aktuellen Literatur kristallisieren sich für den Kliniker drei Möglichkeiten heraus, um die Diagnosestellung dem onkologischen Krankheitsbild anzupassen.

- Ein Ansatz besteht darin, die Einschlusskriterien zu erschweren. D.h. unter der Annahme, dass ein „wenig" Trauer dem Krankheitsbild angemessen erscheint, sollten die Symptome entsprechend schwerer oder prolongierter vorhanden sein, als für die Diagnose einer Depression ohne onkologische Grunderkrankung erforderlich wäre.[20]
- Ein zweiter Weg, den Empfehlungen von Endicott [18] folgend, werden biologische Symptome wie „Gewichtsverlust", „Appetitverlust" gegen affektive Symptome wie „weinerlich" oder „trauriges Erscheinungsbild" ausgetauscht.

- Als drittes können Depression als ein Syndrom, welches auf einer Anzahl unterschiedlicher Symptome beruht, definiert werden, um so ätiologischen Vermutungen aus dem Wege zu gehen [15].

2.2.2. Allgemeine Risikofaktoren für psychische Störungen

Die Variation der Prävalenz wird neben dem Existieren verschiedenster Diagnosesysteme auch durch die unterschiedliche Verteilung von Risikofaktoren innerhalb des untersuchten Patientenkollektivs verursacht. Grundlegend gelten für Krebspatienten die gleichen allgemeinen Risikomerkmale für das Auftreten psychischer Störungen wie für jedes andere Patientenkollektiv.

Folgende Faktoren sind mit einem erhöhten Risiko der Entwicklung einer Depression assoziiert: [21]

- junges Alter
- weibliches Geschlecht
- geringer sozialer/ökonomischer Status
- soziale Isolation
- psychiatrische Begleiterkrankungen (z.B. Alkoholabhängigkeit)
- Depressionen in der Vorgeschichte, frühere Selbstmordversuche.

So schlussfolgerte Hayes [22], dass bei vorausgegangenen depressiven Episoden, die Coping-Möglichkeiten am Zeitpunkt der Diagnosestellung einer Krebserkrankung bereits ausgeschöpft sein können. Zu einem ähnlichen Resultat kam auch Jenkins et al. [23], der das erhöhte Risiko einer Major Depression (45%) bei Rezidiven eines Mammakarzinoms in einer Gruppe von Patienten, die bereits zum Zeitpunkt der Mastektomie eine depressive Episode erlebten, beschrieb.

Ungenügende bzw. keine sozialen Bindungen sind neben negativen Life-Events gleichfalls mit einer erhöhten Wahrscheinlichkeit einer Depression assoziiert [24].

Ein weiterer Risikofaktor für Depressionen, im Fall von somatisch erkrankten Patienten, ist die Hospitalisation. In der Literatur finden sich erhebliche Unterschiede beim Vergleich hospitalisierter Patienten zu denen in ambulanter Betreuung. So diagnostizierte Lansky et al. [8] eine Major Depression bei nur 5,3% aus 505 ambulanten weiblichen Tumorpatienten. In einer weiteren großen Studie beschrieben Derogatis et al. [7] Depressionsraten von 6% unter vorwiegend ambulanten Patienten dreier Krebszentren. Während unter den ambulanten behandelten Patienten selten Depressionsraten über 10% berichtet wurden, betrugen sie zwischen 20% und 58% im Kollektiv der hospitalisierten Krebspatienten [10-18]. Hierbei sollte jedoch berücksichtigt werden, dass viele der Co-Faktoren für eine depressive Erkrankung im Kollektiv der hospitalisierten Patienten überproportional häufig vorkommen. Entsprechend ist anzunehmen, dass mehr Patienten im praeterminalen Krankheitsstadion stationär behandelt werden als ambulant. Auch werden Patienten mit schwerwiegenderer körperlicher Symptomatik, aggressiverer Therapie und dem sich daraus ergebenen Komplikationen sich mit höherer Wahrscheinlichkeit in stationärer Behandlung befinden.

2.2.3. Spezifische Risikofaktoren psychischer Erkrankungen bei onkologischen Patienten

Neben diesen allgemeinen Risikoprofilen gibt es noch eine Reihe spezieller onkologischer Gründe, die einen Einfluss auf die Entwicklung affektiver Störungen haben:

1. Schmerz
2. körperliche Leistungseinschränkung
3. metabolische Störungen
4. Anämien
5. neurologische Krankheitsbilder
6. operative Karzinomsanierung
7. medikamentöse Therapie

Ursächlich für eine depressive Erkrankung können neben dem onkologischen Grunderleiden selbst, der aggressiven Behandlung einschließlich Medikamentennebenwirkungen und Interaktionen auch stoffwechselbedingte Störungen sein.

Die Kenntnis dieser Faktoren kann im konkreten Fall eine kausalitätsorientierte Behandlung ermöglichen und durch Behebung des medizinischen Problems eine zusätzliche psychiatrisch-pharmakologische Intervention ersparen.

2.2.3.1. Schmerz

Einer der häufigsten Gründe für eine depressiven Stimmung bei Krebspatienten ist der unkontrollierbare chronische Schmerz. Die Kontrolle über Schmerzen spielt für viele Patienten eine Schlüsselrolle für ihre Lebensqualität.

Die Arbeitsgruppe um Siegel [25] demonstrierte eindrucksvoll diese Beziehung zwischen Schmerz und Depression. 96 Krebspatienten wurden entsprechend des subjektiven Schmerzniveaus in zwei Kollektive geteilt. Die Prävalenz von Depressionen betrug 33% in der Gruppe mit ausgeprägter Schmerzäußerung verglichen mit 13% innerhalb der Gruppe mit geringerer Schmerzsymptomatik.

Die Zunahme der Inzidenz von Depressionen bei gleichzeitigem Vorhandensein chronischer Schmerzen wird nicht zuletzt durch den engen Zusammenhang von Schmerz und Angst verständlich. Gerade dieses Zusammenspiel trägt maßgeblich zum fatalen Circulus vitiosus bei und kann über eine verminderte Lebensqualität, Hoffnungslosigkeit, Rückzug bis in den Suizid führen [26].

Zum Beispiel kann durch unkontrollierbare Schmerzzustände eine Vermeidungshaltung gegenüber Aktivitäten erfolgen, die einen wesentlichen Anteil am Erhalt der Lebensqualität haben. Der Verlust dieser Lebensbereiche kann so depressive Verstimmungen auslösen, welche wiederum die negative Denkweise unterstützen. Zudem vermindert das Vorhandensein von Depressionen die Schmerztoleranz und kann entsprechend zu einem verstärkten Schmerzempfinden und folglich zu erhöhtem Schmerztherapeutikabedarf führen. Demzufolge kann durch Linderung des subjektiven Schmerzempfindens eine Verbesserung der Lebensqualität sowie der depressiven Symptomatik erreicht werden [27].

2.2.3.2. Körperliche Leistungseinschränkung

Eine weitere hoch signifikante Korrelation zu Depressionen bei Krebspatienten besteht zum Karnofsky Index. Dieser Index spiegelt das Maß der Leistungsfähigkeit onkologischer Patienten wider und wird maßgeblich vom Schweregrad der Krebserkrankung und dem sich daraus resultierendem Grad körperlichen Behinderung beeinflusst.

Lansky et al. [8] demonstrierte in einer Studie am Beispiel von 500 weiblichen Krebspatienten, dass der Karnofsky Index neben Depressionen im Vorfeld der Erkrankung die am häufigsten mit einer Depression assoziierten Faktoren sind. Zu ähnlichen Ergebnissen kam Bukberg et al. [17]. In einer hospitalisierten Patientengruppe, welche einen Karnofsky Index unter 40% aufwiesen, ließen sich nach DSM III-Kriterien diagnostiziert Depressionen in 77% der Fälle nachweisen. Im Gegensatz dazu, konnten im Patientenkollektiv der Kontrollgruppe, welche eine durchschnittliche Leistungsfähigkeit über 60% angaben, lediglich 23% Depression ermittelt werden. Eine weitere Studie an 83 weiblichen Patienten mit Zervikal Karzinom im Frühstadium betont den engen Zusammenhang zwischen der psychologischen Situation und der erhaltenen Leistungsfähigkeit sowie der körperlichen Beschwerdesymptomatik [28].

In diesem Kontext sollte auch die Kachexie als häufiges Terminalstadion einer malignen Erkrankung erwähnt werden. Beim Vergleich zweier Patientengruppen [29] im fortgeschrittenen Stadium mit einer ähnlichen Tumorausbreitung wurden bei 59% der kachektischen Depressionen diagnostiziert gegenüber 20% innerhalb der nicht-kachektischen Gruppe.

2.2.3.3. Metabolische Störungen

Stoffwechselstörungen bzw. endokrinologische Erkrankungen, die direkt durch den Tumor bzw. durch paraneoplastische Syndrome oder auch durch die Therapie bedingt sind, können im unterschiedlichen Maße depressive Störungen hervorrufen. Zum Beispiel ist dieser Zusammenhang für das Auftreten einer Hyperkalzämien mehrfach beschrieben worden; wobei das Ausmaß psychiatrischer Störungen direkt mit der Kalzium Konzentration korrelierte [30]. Ursächlich für diese metabolische Entgleisung können z.b. der Hyperparathyreodismus, ektope Parathormonsekretion, Parathormon ähnliche Peptide sowie Kalzium freigesetzt durch osteolytische Metastasen sein.

Der Einfluss von Glukokortikoiden auf affektive Störungen ist seit längerem bekannt. Für Patienten mit Glukokortikoid produzierenden Nebennierenrindentumoren sind Prävalenzen depressiver Störungen bis zu 67% in der Literatur angegeben [31]. Ebenso kann ein sekundärer Hypercortisolismus durch verschiedene Tumore z.B. der Hypophyse oder bei kleinzelligen Lungentumoren, durch ektope ACTH Produktion verursacht werden.

2.2.3.4. Anämien

Weitere Stoffwechselstörungen, welche die Stimmungslage beeinflussen, betreffen Kalium, Natrium, Vitamin-B12-Mangel sowie Anämien. In der Literatur finden sich zudem Angaben über ein erhöhtes Auftreten sowie ein ausgeprägterer Schweregrad depressiver Störungen innerhalb von Patientengruppen mit Pankreaskarzinomen, wenngleich ein auslösender Mechanismus noch nicht vollends aufgeklärt ist [32]. Ähnliche Zusammenhänge wurden auch für Kopf- und Halstumore sowie Bronchial- und Magenkarzinome beschrieben [33, 34].

2.2.3.5. Neurologische Krankheitsbilder

Am häufigsten jedoch sind solche Beobachtungen bei Hirntumoren sowie Hirnmetastasen zu machen, vor allem wenn sie frontal oder rechts temporal auftreten. Hierbei kann die Abgrenzung zum hirnorganischen Psychosyndrom die Diagnose einer Depression stark erschweren. Die Symptome, verursacht durch affektive Störungen, gehen hierbei dem korrespondierenden onkologischen Befund zeitlich oft voraus [35, 36].

2.2.3.6. Operative Karzinomsanierung

Einen deutlichen Einfluss auf die Ausprägung einer Depression haben vor allem die unterschiedlichen Therapieoptionen der primär onkologischen Erkrankung. So beinhalten sowohl die Operation, die Radiotherapie und die Chemotherapie im Einzelnen Risiken, welche eine Depressionen auslösen sowie verstärken können.

Es erscheint nachvollziehbar, dass speziell das Körperbild entstellende Operationen einen negativen Einfluss auf die Stimmungslage haben können. Dies betrifft besonders die exponierten Körperteile wie der Gesichtsbereich. Hier sind für Patienten mit verstümmelnden Operationen hohe Depressionsraten bekannt. Im Vergleich dazu werden für Patientengruppen mit gleichartigen Tumorstadien im Oro-Pharynx-Bereich, welche das äußere Erscheinungsbild erhaltende Operationen unterlaufen bzw. primär Strahlentherapie erhalten, geringere Depressionsraten angegeben [37]. Ähnliche Ergebnisse fanden bei einem Vergleich zwischen Patienten, die aufgrund eines Rektumkarzinoms kontinenzerhaltend bzw. kontinenzvermindert operiert wurden [38].

Andererseits beobachtete Fallowfield [39] in einer Gruppe von 269 Brustkrebspatientinnen keine Unterschiede für die Entstehung einer Depression abhängig von der Radikalität der Behandlung. Interessanterweise konnte jedoch gezeigt werden, dass das Risiko der Entwicklung einer Depression stieg, sofern den Patientinnen die Möglichkeit der freien Entscheidung zwischen brusterhaltender Therapie und Mastektomie eingeschränkt wurde.

2.2.3.7. Medikamentöse Therapie

In der medikamentösen Behandlung von Krebserkrankungen gibt es viele verschiedene Substanzen, die im höheren Ausmaß depressionsverursachend wirken. Dies kann durch eine direkte Wirkung auf das ZNS als auch durch Arzneimittelnebenwirkungen sowie indirekt durch Stoffwechselinteraktionen mit anderen Medikamenten erfolgen.

Beispielsweise sind für die in der Therapie von gynäkologischen Tumoren eingesetzten Glukokortikoide Progesteron und Dexamethason stark alternierende Einflüsse auf die Psyche beschrieben. Es können Zustände von Euphorie über Reizbarkeit, Schlaflosigkeit bis hin zu Depressionen und erhöhter Suizidalität auftreten [40].

Interferon alpha und Interleukin 2, welche auch in der Behandlung von onkologischen Erkrankungen verwendet werden, können Depressionen verursachen. Dies kann einerseits durch direkte neurotoxische Eigenschaften als auch durch eine Beeinflussung des Glukokortikoid Stoffwechsels verursacht werden [41].

Des Weiteren ist für eine Vielzahl von Chemotherapeutika ein Zusammenhang mit erhöhten Depressionsraten bekannt. Dies betrifft unter anderem Vincristin, Vinblastin, Procabazin und L-Asparaginase [42]. Auch für andere Substanzklassen, die therapiebegleitend in der Onkologie Verwendung finden, sind depressionsverursachende Nebenwirkungen beschrieben worden; u.a. für Antimykotika wie Amphotericin B, Psychopharmaka wie Methyldopa, Benzodiazepine und Barbiturate.

2.2.4. Effekte der therapeutischen Intervention

Wurde im Verlauf einer Krebserkrankung die Diagnose einer Depression gestellt, steht der behandelnde Arzt vor der Frage nach der Notwendigkeit bzw. dem Nutzen einer entsprechenden psychiatrischen Therapiebegleitung. Hat die Depressionen einen Einfluss auf den Verlauf der Tumorerkrankung?

In vielen Veröffentlichungen wird kontrovers diskutiert, ob sich durch eine Behandlung der Depression positive Effekte auf das Tumorverhalten und womöglich eine Verlängerung der Überlebenszeit erzielt werden können.

Für einige Tumorarten wie Brustkrebs, Lymphome, Leukämie und malignes Melanom konnte in verschiedenen Studien durch den Einsatz von Psychotherapie nicht nur das Auftreten von Angst und Depression verringert sondern auch eine Senkung der Mortalität erreicht werden [43, 44, 45]. Als mögliche Gründe für diese Beobachtungen lassen sich vier verschiedene Mechanismen klassifizieren [46].

- Eine Optimierung des Gesundheitsverhaltens wie z.B. ein verbesserter Schlaf, Diäten oder auch durch vermehrte Aufnahme von sportlichen Aktivitäten kann sich so vorteilhaft auf die Tumorgenese auswirken.

- Eine weitere Erklärung bezieht sich auf die nach psychotherapeutischer bzw. medikamentöser Therapie der psychischen Störung positiv beeinflusste Compliance des Patienten. So ist das Verständnis für die verschiedensten Tumortherapieprotokolle und Therapiestudien, die Einwilligung gegenüber aggressiveren Therapien als auch die Teilnahme an Nachsorgeuntersuchungen in diesem Kollektiv größer als bei Patienten, die zusätzlich unter den Depressionen leiden.
- Eine weitere Theorie betrifft die Beeinflussung der endokrinen Regulationssysteme. Depressionen interferieren auf den Kortisol-Regulationskreis und führen so zu überwiegend erhöhten ACTH und Kortisolspiegel. Diese wiederum können das Tumorwachstum unterstützen, so dass sich die Vermutung anbietet, durch erfolgreiche Therapie von Depressionen die Proliferation des Tumors verringern zu können. Vor allem bei hormonsensitiven Tumoren wie das Mammakarzinom, welches oft mit Tamoxifen, einem Östrogen Rezeptor Blocker, behandelt wird, mag diese These zutreffen [21].
- In der letzten Zeit wird jedoch vor allem der direkten Modulation des Immunsystems durch Depressionen vermehrt Aufmerksamkeit geschenkt. In einer Metaanalyse, welche sich mit dem Zusammenhang von Depression und Immunologie beschäftigte, konnte herausgearbeitet werden, dass Depressionen mit einer abgeschwächten proliferativen Antwort der Lymphozyten auf Mitogene, einer verringerten NK-Zellen Aktivität und einer Verschiebung von Subpopulationen der Granulozyten assoziiert sind [47]. Die Beziehung zwischen dem Auftreten von Depressionen und der Verringerung der Immunantwort bedarf noch weiterer Forschung. Der Zusammenhang zwischen einer Erhöhung des Risikos von körperlichen/malignen Erkrankungen und einer Abschwächung der Immunlage, ausgelöst durch affektive Störungen, kann so nur vermutet werden.

Unbeachtet dieser neuen Erkenntnisse können depressive Tumorpatienten erheblich von einer entsprechenden Therapie profitieren. Neben dem Angebot sozialer Unterstützung, einer Verbesserung der Lebensqualität u.a. durch den positiven Einfluss auf den Schlaf und auf die Schmerztoleranz bietet sich die Möglichkeit an, vermehrt Informationen zur Tumorerkrankung und den sich daraus ergebenen Folgen anzubieten sowie verschiedene Coping Techniken zu vermitteln. Nicht zuletzt wird das Suizidrisiko hierdurch erheblich gesenkt.

2.2.5. Verschiedene Therapieoptionen

In welchem Ausmaß diese positiven Effekte genutzt werden können, hängt im Wesentlichen von der angebotenen Therapie ab. Der Kliniker hat im Allgemeinen die Wahl zwischen der Psychotherapie, einer pharmakologischen Intervention oder einer Kombination beider.

2.2.5.1. Psychotherapie

Ein wichtiger Bestandteil dieser Interaktionen ist die vollständige Aufklärung des Patienten über seine Erkrankung sowie deren Behandlung. Dies betrifft sowohl die Tumorerkrankung als auch affektive Störungen. Exakte Informationen über mögliche Symptome oder therapeutischen Nebenwirkungen sind notwendig, um vorhandene Hilflosigkeit, Ungewissheit, Wissenslücken, falsche Vorstellungen und Missverständnisse über die Erkrankung und deren Therapie auszuräumen [48].

Es gibt verschiedenste Techniken für psychotherapeutische Interventionen.

So können zum einen erlernte Relaxations-Techniken dem Patienten helfen, Schmerzen und Schlafstörungen zu kontrollieren. In der „Problem solving" Technik lernt der Patient, auf eigene Fähigkeiten und Ressourcen zurückzugreifen, um mit bestehenden Problemen wie z.b. dem Verlust der sozialen Stellung, finanziellen Problemen oder Gedanken an den Tod besser zurecht zu kommen.

Während der Verhaltenstherapie übt der Patient den Umgang mit verschiedenen Gefühlen wie Hilflosigkeit und Hoffnungslosigkeit. Auf diese Weise können Ängste und falsche Vorstellungen ausgeräumt und die Kontrolle über negative Emotionen erlernt werden.

In kognitiven Ansätzen werden Depressionen als eine Reaktion auf eine verzerrte, unrealistische Sichtweise des Patienten auf sich selbst, seine Umgebung und seine persönliche Zukunft zurückgeführt. Ziel dieser Therapie ist es, diese Beziehung zwischen negativen Gedanken einerseits und Depressionen, Verzweiflung auf der anderen Seite, dem Patienten offen zu legen. Mit Hilfe verschiedener Techniken können negative Gedanken aufgedeckt und durch alternative Sichtweisen und Erklärungen ersetzt werden.

Weitere psychotherapeutische Interventionen sind z.B. die psychodynamische Therapie und die Psychoanalyse. Es gibt zahlreiche Studien, welche Therapieerfolg psychotherapeutischer Interventionen in der Behandlung depressiver onkologischer Patienten allein bzw. in Kombination mit pharmakologischer Intervention dokumentieren. In einer prospektiven Studie von Greer et al. [49] konnte unter Einsatz von APT (adjuvanter Psychotherapie), eine speziell für Krebspatienten entwickelte Form der kognitiven Psychotherapie, eindrucksvoll die Inzidenz von Depressionen von 40% auf 18% in vier Monaten gesenkt werden.

2.2.5.2. Pharmakotherapie

Häufig wird jedoch in der Praxis als erstes Mittel auf Psychopharmaka zurückgegriffen. Den aktuellen Leitlinien der Wissenschaftlichen Medizinischen Fachgesellschaften (AWMF) folgend ist die psychopharmakologische Medikation mit einem Antidepressivums für die Behandlung mittelschwerer bis schwerer Depressionen unabhängig von einer psychotherapeutischen Intervention für die Akut- und Erhaltungstherapie indiziert [50].

Hierbei gilt es, die Nebenwirkungen sowie Interaktionen mit onkologischen Medikamenten so gering wie möglich zu halten und dennoch im therapeutischen Bereich zu bleiben. Die komplexen Wechselwirkungen mit onkologischen Medikamenten sowie eine oft veränderte Pharmakokinetik und -dynamik der Antidepressiva, hervorgerufen durch die Tumorerkrankung bzw. deren Therapie, erschwert die Wahl des geeigneten Pharmakons.

Welches Antidepressivum im Einzelnen gewählt wird, hängt von der Art der depressiven Symptome, von weiteren medizinischen Problemen sowie von den Begleiterscheinungen der Antidepressiva ab. Antidepressiva mit sedierenden Eigenschaften wie Amitriptylin oder Mirtazapin können so z.B. für Patienten, die eher ängstlich oder aufgeregt sind bzw. unter Schlafstörungen leiden, zum Einsatz kommen. Während Patienten mit psychomotorischer Verlangsamung, anhaltender Müdigkeit sowie durch Opiate verursachte Sedation eher von Antidepressiva mit möglichst geringen sedierenden Nebenwirkungen profitieren. In diesem Fall würden sich Desipramin, Fluoxetin oder Psychostimulantien anbieten. Beachtet werden müssen zudem die nicht seltenen anticholinergen Nebenwirkungen trizyklischer Antidepressiva. Vor allem bei gleichzeitigem Vorliegen eines Harnverhaltes oder verlangsamter gastrointestinaler Peristaltik sollte auf Antidepressiva mit möglichst geringen anticholinergen Eigenschaften wie Desipramin, Fluoxetine, oder Citalopram zurückgegriffen werden.

Die trizyklischen Antidepressiva haben hingegen wieder Vorteile bei Patienten mit neuropathologischen Schmerzsyndromen oder Appetitverlust.

2.2.5.3. Trizyklische Antidepressiva

In der Vergangenheit gehörten trizyklischen Antidepressiva wie z.b. Amitriptylin, Dosepin, Desipramin, Imipramin und Nortriptylin zu den am meisten verordneten Medikamenten in der Behandlung depressiver Symptome bei Krebspatienten. Sie sind äußerst effektiv und preiswert, jedoch auf Grund nicht unerheblicher Nebenwirkungen vor allem in der Therapie von Krebspatienten nur mit Vorsicht zu verwenden. Zu diesen Nebenwirkungen gehören u.a. die bereits erwähnten anticholinergen Wirkungen wie trockener Mund, Harnverhalt, Verstopfungen, Tachykardie sowie orthostatische Hypotension und Arrhythmien. Aus diesem Grund sollte vor Begin der antidepressiven Therapie ein EKG angefertigt sowie im Verlauf der Therapie eine Überdosierung vermieden werden.

Trizyklische Antidepressiva werden über das Cytochrom P450 verstoffwechselt und können demzufolge mit vielen Medikamenten interagieren. Dies betrifft unter anderem Phenothiazin, Quinidin, Procainamid, Ethanol, Antihistaminika, Hypnotika, Diuretika, Clonidin sowie verschiedene Neuroleptika.

Nicht zuletzt durch die erwähnten Nebenwirkungen sind zwischen 30% bis 40% Therapieabbrüche seitens der Patienten zu verzeichnen [51].

In verschiedenen Therapiestudien bei Krebspatienten wie z.b. bei Van Heeringen, konnte durch Mianserin eine signifikante Reduktion des HRSD-Scores in einen Kollektiv von 55 Brustkrebspatientinnen erreicht werden [52].

2.2.5.4. Selektive Serotonin Reuptake Inhibitoren

Selektive Serotonin Reuptake Inhibitoren gehören mittlerweile zur First-Line-Therapie bei der Behandlung von Depressionen bei Krebspatienten [4, 53]. Vertreter dieser Stoffklasse sind z.B. Fluoxetin, Sertralin, Paroxetin und Citalopram. Neben einer gleichwertigen Effektivität haben SSRI den entscheidenden Vorteil gegenüber den älteren trizyklischen Antidepressiva vor allem durch das günstigere Nebenwirkungsprofil [54, 55]. Kardiale Risiken, Hypotension und anticholinerge Effekte spielen im Vergleich zu den trizyklischen Antidepressiva keine wesentliche Rolle. Dennoch sind Nebenwirkungen wie Übelkeit, Erbrechen, Kopfschmerzen, sexuelle Funktionsstörungen als auch eine Verstärkung von Angst und Erregungszuständen beschrieben worden. Besondere Sorgfalt ist demzufolge bei eher ängstlichen, aufgebrachten Patienten geboten sowie bei der häufig im Zusammenhang mit der Chemotherapie auftretenden Hyperemesis. SSRI haben im Gegensatz zu den trizyklischen Antidepressiva einen größeren Toleranzbereich, so dass Überdosierungen wesentlich seltener vorkommen [56]. Ein weiterer Vorteil ist die positive Beeinflussung von Schlafstörrungen, ohne tagsüber Müdigkeit zu verursachen.

Der Wirkmechanismus der SSRI beruht auf eine Hemmung der Serotoninaufnahme am präsynaptischen Neuron und folglich über eine Erhöhung der Serotoninkonzentration [57].

Eine größere Eiweißbindung dieser Substanzen kann jedoch vor allem bei der Komedikation mit anderen stark eiweißgebundenen Medikamenten wie Digoxin, Antikonvulsiva oder Cisplastin zu nicht unerheblichen Interaktionen führen. Citalopram oder auch Sertalin sind in diesen Fall mögliche Alternativen, da sie im Vergleich zu den restlichen SSRI im geringeren Maße proteingebunden sind.

Weitere Interaktionen werden durch eine Hemmung von Isoenzymen des Cytocrom P450 verursacht. Hierbei besteht die Gefahr, im unterschiedlichen Ausmaß in den Stoffwechsel weiterer in der onkologischen Therapie verwendeter Medikamente wie Cyclophosphamid einzugreifen. Auch in diesem Fall bietet sich ein Therapieversuch mit Citalopram an, da es das wichtige Isoenzym 3A der Cytocrom P450´ase nicht beeinflusst [58].

2.2.5.5. Andere Antidepressiva

Weiterhin gibt es eine Reihe weiterer Antidepressiva wie Venlafaxin, Mirtazepin, Bupropion, Nefazodone und die Monoamine Oxidase Inhibitoren.

2.2.5.6. Kombination von Psycho- und Pharmakotherapie

In vielen Fällen wird sich eine Kombination von Pharmakotherapie und Psychotherapie anbieten, um alle Belange des Patienten zu berücksichtigen [59]. Während vegetative Symptome wie Appetitmangel, Gewichtsverlust, Schlaf- und Konzentrationsstörungen durch Pharmakotherapie gut beeinflusst werden können, sind kognitive/emotionale Problembereiche der Psychotherapie mehr zugänglich [60].

Psychotherapeutische Interventionen, welche die Aufmerksamkeit des Patienten und seine Lernbereitschaft erfordern, um z.B. Verhaltensänderungen zu erwirken, können durch vegetative Beschwerden stark erschwert werden. In solchen Fällen kann eine Kombination mit der Pharmakotherapie dem Patienten eine Erleichterung im Tagesablauf verschaffen, um ihm so die Möglichkeit zu geben, seine Konzentration wieder auf die psychotherapeutische Themen zu lenken [61].

3. Fragestellung

Unter Berücksichtigung der Prävalenz von Depressionen bei Patienten mit maligner Grunderkrankung, der beschriebenen positiven Therapiebeeinflussung und den vielfältigen therapeutischen Möglichkeiten bietet sich ein entsprechendes Therapieangebot für ein onkologisches Patientenkollektiv an.

Ziel der Therapie sollte eine positive Beeinflussung der depressiven Symptomatik, der Lebensqualität und im Idealfall des primären Krankheitsverlaufes sein.

Neben einer Vervollständigung der empirischen Datenlage bezüglich der psychiatrischen Intervention bei onkologischen Patienten erlaubt die Verlaufsbeobachtung Aussagen zu folgenden Fragen:

- Kann die psychopharmakologische Intervention speziell mit dem genutzten Selektiven Serotonin Reuptake Inhibitor Citalopram innerhalb einer Gruppe depressiver Patienten mit malignen Grunderkrankungen zu einem signifikanten Rückgang der depressiven Symptome führen?
- Ist aufgrund der Intervention gleichzeitig eine Reduktion der subjektiven Angstempfindung möglich?
- Zeigen sich durch die Intervention positive Effekte auf die Lebensqualität der Patienten?
- Kommt es während der Intervention zu einem Rückgang somatischer Beschwerden?

4. Methoden

4.1. Studiendesign

In Bezug auf das Studiendesign wurde die vorliegende Intervention als offene, kontrollierte, nicht randomisierte, prospektive Interventionsstudie durchgeführt.

Ziel war es, Ergebnisse über den Therapieresponse und das Outcome nach medikamentöser, antidepressiver Therapie an primär onkologischen Patienten zu sammeln und mit einer gematchten Kontrollgruppe zu vergleichen.

4.2. Patientenkollektiv

In Zusammenarbeit mit der Onkologie, der onkologischen Tagesstation sowie der Gynäkologie des Klinikums Stralsund als auch mit der Gynäkologie der Universitätsklinik Greifswald wurde im Rahmen dieser Interventionsstudie ein Kontakt zu insgesamt 600 primär onkologischen Patienten hergestellt.

Während eines Einführungsgespräches wurden die Patienten über das Therapieangebot seitens der psychoonkologischen Ambulanz informiert.

Weiterhin wurde im Interview mit den Patienten zur quantitativen Beurteilung depressiver Symptome die MADRS (Montgomery and Asberg Depression Rating Scale) als Fremdbeurteilungsskala erstellt. Der Cut-off-point wurde diesbezüglich aufgrund empirischer Daten bei 16 Punkten festgelegt.

Nach der ersten Kontaktaufnahme kamen 100 Patienten für einen Studieneinschluss in Frage.

4.2.1. Ein-/Ausschusskriterien

Es erfolgte eine weitere Verifizierung anhand der folgenden Ein- und Ausschlusskriterien:

Einschlusskriterien:
- Patienten zwischen 18 und 80 Jahre
- Patienten mit einer diagnostizierten Tumorerkrankung
- Patienten mit einem MADRS Score ≥ 16
- im klinischen Interview diagnostizierte Major Depression (DSM-IV Kriterien)
- Lebenserwartung > 3 Monate
- Einverständnis der Patienten

Ausschlusskriterien:
- zerebrale Metastasen
- ausgeprägte paraneoplastische Syndrome
- organische Psychosyndrome mit psychotischer Symptomatik
- bipolare Störungen, Schizophrenie
- Alkohol- oder Drogenmissbrauch
- deutlich reduzierter Allgemeinzustand

- Teilnahme an einer differenten klinischen Studie
- antidepressive Medikation innerhalb der letzten 3 Monate
- akute Suizidalität

4.2.2. Interventionsgruppe

Patienten, welche die genannten Kriterien erfüllten, wurden zu einem weiterführenden Interview mit einer klinischen Psychologin geladen. In der Konsultation galt es vor allem Anpassungsstörungen F43 nach ICD-10 von Depressionen zu unterscheiden [62]. Die Diagnose einer Major Depression wurde anhand der DSM-IV [13] Kriterien geprüft und durch den leitenden Psychiater verifiziert.

Für eine psychopharmakologische Intervention kamen 83 Patienten in Frage.

21 der genannten 83 Patienten entschieden sich für die medikamentöse Intervention mit dem Selektiven Serotonin Reuptake Hemmer (SSIR) Citalopram. Von den restlichen 62 Patienten, welche o.g. Einschlusskriterien erfüllten, jedoch eine Teilnahme an einer psychopharmakologischen Intervention ablehnten, wurden 21 nach Matchingkriterien (s.u.) ausgewählt und mit der SSRI-Gruppe verglichen. Die restlichen 41 Patienten lehnten die weitere Teilnahme an der Studie ab oder beendeten diese nach der ersten Vorstellung bzw. waren aufgrund von kognitiven bzw. körperlichen Beschwerden nicht in der Lage, die Erhebungsinstrumente auszufüllen bzw. waren als Kontrollprobanden ungeeignet. Für die weitere Auswertung wurden diese 41 Patienten nicht berücksichtigt.

Flussdiagramm der eingeschlossenen Patienten

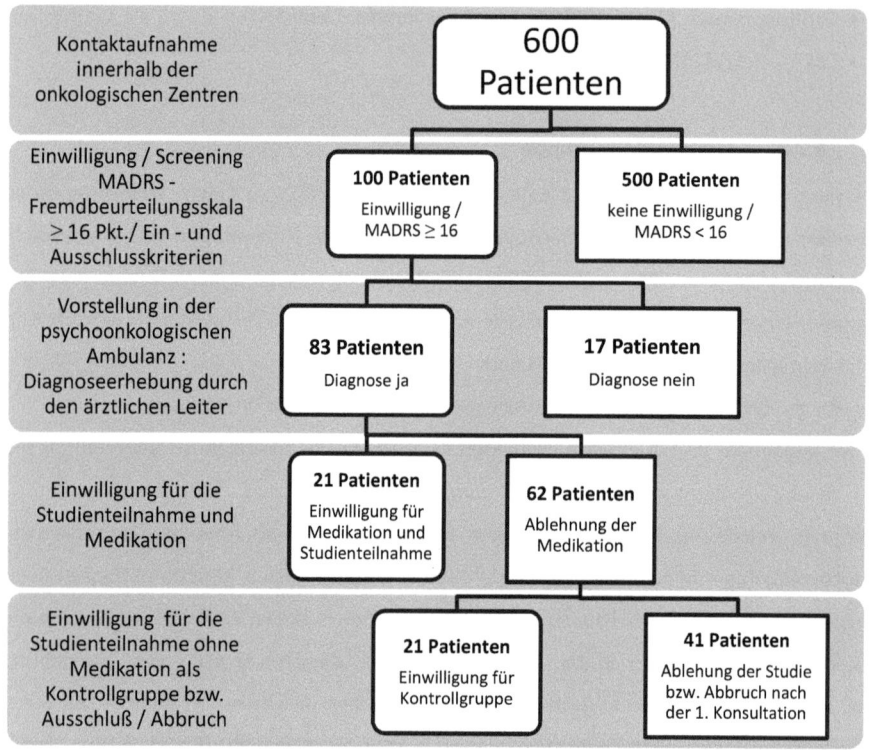

4.2.3. Kontrollgruppe

Die Kontrollgruppe wurde aus den Patienten zusammengestellt, welche nach Erfüllung der Einschlusskriterien und Diagnoseerhebung durch den ärztlichen Leiter eine medikamentöse Intervention ablehnten jedoch eine Teilnahme an der Studie zustimmten. Dem Interventionsarm der Studie wurde anhand der folgenden Matching Kriterien ein Patient der Kontrollgruppe zugewiesen. Entsprechend der Interventionsgruppe umfasst die Kontrollgruppe 21 Patienten.

Matching Kriterien
1. Tumorart: Acht verschiedene Tumoren aus dem Bereich der Gynäkologie, der Gastroenterologie und der Urologie
2. Geschlecht: männlich / weiblich

3. Alter: +/- 10 Jahre
4. Stadium: Erstdiagnose vs. Rezidiv.

4.3. Aufklärung

Vor Beginn der Intervention wurden die Patienten über den Studienverlauf sowie die medikamentöse Therapie inklusive Risiken und Nebenwirkungen aufgeklärt. Die jeweilige Einwilligung wurde schriftlich dokumentiert. Weiterhin wurden die Patienten auf die Möglichkeit hingewiesen, jederzeit die Teilnahme an der Studie beenden zu können.

4.4. Ethik

Die Einhaltung ethischer Grundsätze erfolgte in Anlehnung an die Deklaration von Helsinki und dem Arzneimittelgesetz der Bundesrepublik Deutschland. Für die Studie wurde ein Antrag bei der Ethikkommission der Universitätsklinik Greifswald gestellt und positiv beschieden.

4.5. Studienprotokoll

4.5.1. Interventionsgruppe

Die 21 eingeschlossenen Patienten der Interventionsgruppe wurden während der insgesamt vier Erhebungszeitpunkte von einer klinischen Psychologin und einem Psychiater betreut.
Bestandteil der einzelnen Sitzungen war die entsprechende psychopharmakologische Intervention und die Evaluierung der entsprechenden Therapieresponse und Verträglichkeit.

<u>Verlaufsprotokoll:</u>
1. Zeitpunkt (T1):
    a. Eingangsgespräch, Aufklärung/Einwilligung, Terminplanung
    b. Medikation
    c. Erhebungsinstrumente: MADRS, BAI, FKB, EORTC 30
2. Zeitpunkt (T2): 2. Woche
    a. Medikation

b. Erhebungsinstrumente: MADRS, BAI, FKB
3. Zeitpunkt (T3): 4. Woche
   a. Medikation
   b. Erhebungsinstrumente: MADRS, BAI, FKB
4. Zeitpunkt (T4): 8. Woche
   a. Medikation
   b. Erhebungsinstrumente: MADRS, BAI, FKB, EORTC 30
   c. Auswertung der Therapie, ggf. Weiterbehandlung

4.5.2. Kontrollgruppe

Die 21 Patienten der Kontrollgruppe wurden im Verlauf der acht Wochen von Mitarbeitern der Studie, im diesem Fall Doktoranden der Medizin, nachuntersucht. Nach der ersten Kontaktaufnahme erfolgten die weiteren Konsultationen in der selben zeitlichen Abfolge entsprechend der Interventionsgruppe.

Die Betreuung erfolgte im Unterschied zum Interventionsarm nicht in den Räumen der psychoonkologischen Ambulanz sondern primär in den onkologischen Behandlungszentren bzw. in der Häuslichkeit. Der Kontakt bestand im wesentlichen aus der Erhebung der Fragebögen wobei die Gesprächsatmosphäre nach Möglichkeiten empathisch und ruhig gestaltet wurde. Eine gezielte psychotherapeutische Intervention fand nicht statt.

Verlaufsprotokoll:
1. Zeitpunkt (T1):
   a. Eingangsgespräch, Aufklärung/Einwilligung, Terminplanung
   b. Erhebungsinstrumente: MADRS, BAI, FKB, EORTC 30
2. Zeitpunkt (T2): 2. Woche
   a. Erhebungsinstrumente: MADRS, BAI, FKB
3. Zeitpunkt (T3): 4. Woche
   a. Erhebungsinstrumente: MADRS, BAI, FKB
4. Zeitpunkt (T4): 8. Woche
   a. Erhebungsinstrumente: MADRS, BAI, FKB, EORTC 30

4.6. Medikation

Als Antidepressivum in der Studie dient Citalopram, ein spezifisch serotonerges Therapeutikum aus der Klasse der Selektiven Serotonin Reuptake Inhibitors.

Die Noradrenalin-, Dopamin- und GABA-Wiederaufnahme bleibt praktisch unbeeinflusst.

Chemische Struktur:

Quelle: http://de.wikipedia.org/wiki/Escitalopram, 06.02.2008 19 Uhr

Pharmakokinetik: Die Resorption erfolgt zügig und ist unabhängig von der Nahrungsaufnahme. Die Bioverfügbarkeit beträgt etwa 80%. Der Steady State wird nach ca. 1-2 Wochen erreicht. Die Proteinbindung liegt unter 80%.

Eliminiert wird Citaloram größtenteils über die Leber, insofern sind Dosis Anpassungen für Patienten mit Leberinsuffizienz erforderlich.

Die Medikation kann als orale (Filmtablette) sowie als parenterale (Konzentrat zur i.v. Gabe) erfolgen.

Indikation: depressive Erkrankungen,- Angst- und Panikstörungen mit oder ohne Agoraphobie.

Kontraindikationen: Überempfindlichkeit gegenüber dem Wirkstoff, die gleichzeitige Behandlung mit MAO-Hemmern oder Pimozid, schwere Nierenfunktionseinschränkung (Kreatinin-Clearence: < 20 ml/min) sowie Schwangerschaft und Stillperiode.

Die Standarddosierung liegt zwischen 10-60 mg täglich, für Patienten mit eingeschränkter Leberfunktion: maximal 30 mg täglich.

Nebenwirkungen sind insgesamt relativ selten. Sie betreffen v.a. Schlafstörungen, Kopfschmerzen, Tremor, verstärkte Schweißneigung, Übelkeit, Erbrechen sowie Obstipation.

Interaktionen betreffen v.a. MAO-Hemmer, Pimozid sowie serotonerge Arzneimittel.

Für die Therapie mit Citalopram sprachen v.a. die positiven Beurteilungen in zahlreichen veröffentlichten Therapiestudien. So erwies sich Citalopram als optimale Medikation für sowohl unipolarer als auch bipolarer Depression [63, 64]. Auch für Langzeiterhaltungsmedikationen innerhalb stark rückfälliger Patientengruppen fanden sich überwiegend positive Veröffentlichungen über die Therapie mit Citalopram [65, 66, 67, 68]. Das Nebenwirkungsprofil ist im Vergleich zu trizyklischen Antidepressiva v.a. bei Berücksichtigung anticholinergen Effekte geringer ausgeprägt.

Als Begleitmedikation neben der onkologischen Therapie ist v.a. die Metabolisierung, welche über mehr als einem Isoenzym des Cytochrom P 450 (CYP-2C19 ca. 60%; CYP3A4 ca. 30%; CYP2D6 ca. 10%) erfolgt, interessant.

Die Eingangsdosierung in der Studie wurde auf 20 mg Citalopram pro Tag festgelegt. Während des jeweils nächsten Untersuchungszeitpunktes (T2-T4) konnte die Dosierung bei mangelhaftem Therapieresponse bis zu 60mg/Tag erhöht werden. Eine Reduktion konnte jederzeit bei Verdacht auf Nebenwirkungen oder Interaktionen mit anderen Medikamenten erfolgen. Patienten, welche die geringste Dosierung von 10mg Citalopram täglich nicht tolerierten, wurden von der weiteren Teilnahme an der Studie ausgeschlossen.

4.7. Erhebungsinstrumente

Als Korrelat für den Therapieresponse und die Verträglichkeit wurden während der einzelnen Therapiesitzungen folgende Evaluationsfragebögen verwendet.

4.7.1. Montgomery Asberg Depression Rating Scale (MADRS)

Montgomery and Asberg Depression Rating Scale, Subskala der CPRS (Comprehensive Psychopathological Rating Scale; deutsche Version: MADR-Skala) gilt als standardisiertes Verfahren zur Fremdbeurteilung Erwachsener, vorwiegend stationär behandelter Patienten, die an depressiven Symptomen leiden. Sie gehört heute zu den am meisten in der psychopharmakologischen Depressionsforschung eingesetzten Skalen [69]. Das psychodiagnostische Interview wird durch geschulte Krankenpflegekräfte, Psychologen oder Psychiater vorgenommen, indem der Beurteiler auf der Grundlage einer psychiatrischen Exploration bei zehn Items mit einer Ausprägung von 0 bis 6 den Schweregrad des jeweiligen Symptoms einschätzt. Die Items erfassen im Einzelnen die folgenden Bereiche: sichtbare Traurigkeit, berichtete Traurigkeit, innere Spannung, Schlaflosigkeit, Appetitverlust, Konzentrationsschwierigkeiten, Untätigkeit, Gefühllosigkeit, pessimistische Gedanken, Selbstmordgedanken.

Die Auswertung erfolgt durch Addition der einzelnen Punktwerte in den verschiedenen Frageskalen. Die minimal erreichbare Punktzahl war 0, maximal konnten 60 Punkte vergeben werden. Durch den Summenscore der einzelnen MADR-Skalen der verschiedenen

Erhebungszeitpunkte wurde ein Gesamtüberblick über den Schweregrad der jeweiligen psychopathologischen Einschätzung im Verlauf gegeben. Je schwerwiegender die depressive Symptomatik des Patienten eingeschätzt wird, desto höhere Punktwerte werden in der Summation erreicht. Eine Punktreduktion im Verlauf weist in der Schlussfolgerung somit auf eine Besserung der Symptomatik hin.

Die Analyse der Gesamtscore-Divergenzen während der Verlaufsbeobachtung erlaubt eine Einschätzung des Therapieeffektes.

4.7.2. Beck Anxiety Inventory (BAI)

Das Beck Anxiety Inventory (BAI) beinhaltet 21 Items und erfasst somatische, affektive und kognitive Symptome von Angstzuständen. Es erlaubt Aussagen zur Ausprägung von Angst und Ängstlichkeit bei depressiven Patienten. Die Items beinhalten typische Symptome der Angst wie Nervosität, innere Unruhe, Schwindel, Herzrasen oder Herzklopfen, Magen- bzw. Darmbeschwerden und Hitzegefühle.

Auf einer Vierpunkteskala mit aufsteigender Punktwertung, entsprechend: 0 - überhaupt nicht; 1 - wenig, es stört mich nicht sehr; 2 - mittel, ich konnte es aushalten; 3 - stark, ich konnte es kaum aushalten, beurteilt der Patient die Schwere der jeweiligen ängstlichen Symptomatik.

Durch Summierung der einzelnen Itempunkte wird das BAI ausgewertet. Der Gesamtscore kann zwischen 0 und 63 Punkte maximal erreichen. In der Beurteilung entspricht ein hoher Summenscore einer entsprechend ausgeprägten Empfindung der subjektiven Angst. Eine leichte Angstsymptomatik wird bei Gesamtscores zwischen 10 und 18 erwartet. Zwischen 19 und 29 Punkten ist eine mäßig ausgeprägte Angstsymptomatik zu erwarten und ab 30 Punkten muss von einer schweren Angstsymptomatik ausgegangen werden [70].

4.7.3. EORTC- QLQ-C30

Der Fragebogen der EORTC Quality of Life Study Group stellt zur Zeit in Europa das Standardinstrument zur Lebensqualitätserfassung in der Onkologie dar.

Der EORTC-QLQ-C30 (in der 2. Version) gibt anhand einer Selbsteinschätzung der Patienten hinsichtlich funktioneller Einschränkungen sowie Krankheitssymptome Auskunft über die gesundheitsbezogene Lebensqualität.

Das Konzept des Fragebogens entspricht einem integrated modular approach, d.h. das Core-Modul (C-30) bzw. der Kernfragebogen, welcher für die meisten Tumorerkrankungen anwendbar ist, kann durch weitere tumorspezifische Module ergänzt werden (z.B. Bronchialkarzinom) [71].

Der EORTC QLQ 30 enthält Fragenkomplexe zu drei wichtigen Kernbereichen der Lebensqualität: dem körperlichen Bereich, dem psychisch-seelischen Bereich sowie dem sozialen Bereich. Insgesamt werden acht Faktoren der Lebensqualität erfasst (fünf Funktionsskalen und drei Symptomskalen sowie eine Skala zum allgemeinen Gesundheitsstatus und 4 Einzelitems zur Erfassung spezifischer Problembereiche). Die Funktionsskalen beinhalten die körperliche Funktion, die Rollenfunktion, das emotionale Befinden, die kognitive Funktion und die soziale Funktion.

Die Antworten divergieren zwischen einer vierstufigen Skalierung (überhaupt nicht – wenig – mäßig – sehr), einer linearen Analogskala zwischen 1 und 7 sowie einer Antwortkategorie ja/nein.

Die Ergebnisse der einzelnen Items fließen in eine Formel ein, mit deren Hilfe sich der Score einer Subskala des Instrumentes berechnen lässt. Das Ergebnis wird auf einer Skala von 0 – 100 transformiert [72].

	Skala	Anzahl der Fragen	Item range*	Version 3.0 Nr. der Frage
Globaleinschätzung Gesundheit / Lebensqualität	QL2	2	6	29, 30
Funktionsskalen				
Körperliche Funktion	PF2	5	3	1 bis 5
Rollenfunktion	RF2	2	3	6, 7
emotionale Funktion	EF	4	3	21 bis 24
kognitive Funktion	CF	2	3	20, 25
soziale Funktion	SF	2	3	26, 27
Symptomskalen				
Müdigkeit/Erschöpfung	FA	3	3	10, 12, 18
Übelkeit/Erbrechen	NV	2	3	14, 15
Schmerzen	PA	2	3	9, 19
Kurzatmigkeit	DY	1	3	8
Schlafstörung	SL	1	3	11
Appetitmangel	AP	1	3	13
Verstopfung	CO	1	3	16
Durchfall	DI	1	3	17
finanzielle Belastung	FI	1	3	28

Bezüglich der Interpretation der Funktionsskalen bedeuten hohe Punktwerte eine entsprechend hohe Lebensqualität.

Es gibt in der Literatur zahlreiche Beweise der Konstruktvalidität. Weiterhin stehen Referenzdaten unterschiedlicher Patientenkollektive zur Verfügung [73, 74]. In dem Studiendesign wurden die Funktionsskalen als auch die Skala zum allgemeinen Gesundheitsstatus verwendet. Auf die Symptomskalen wurde aufgrund der Redundanz mit dem FKB-Frageborgen verzichtet.

Zur Erhöhung der Compliance der Studienteilnehmer u.a. im Hinblick auf den zeitlichen Aufwand für die verschiedenen Erhebungsinstrumente wurde der EORTC 30 Fragebogen primär an den Zeitpunkten T 1 und T 4 (nach 8 Wochen) eingesetzt.

4.7.4. Fragebogen zur körperlichen Befindlichkeit (FKB)

Der Fragenbogen beinhaltet 29 Items zu körperlichen Symptomen, welche in dem Zeitraum der letzten fünf Tage subjektiv als negativ empfunden wurden.

Die Symptome umfassen: Übelkeit, Kopfschmerzen, Erbrechen, vermehrtes Schwitzen, Benommenheit, Mundtrockenheit, Zittern, Durchfall, niedriger Blutdruck, Verstopfung, Kraftlosigkeit, Kribbeln/Prickeln, Bauchschmerzen, Probleme beim Harnlassen, Sehstörungen, erhöhter Puls, Herzklopfen, Ängstlichkeit, Hautrötung, Erbrechen, Nervosität, vermehrter Harndrang, vermehrter Speichelfluss, Juckreiz, Schlafstörungen, Konzentrationsstörung, innere Unruhe, Gewichtsverlust, Schwindel und Geschmacksstörungen.

Die einzelnen Punkte können seitens des Patienten in einer vier Punkte Skala von 0- gar nicht; 1-leicht; 2-mittel; bis 3-schwer gewertet werden. Eine Auswertung erfolgt über die Summation der Punktewerte. Ein hoher Gesamtscore spricht somit für eine subjektiv stark empfundene Beschwerdesymptomatik. Im Umkehrschluss lässt eine Reduktion des Punktewertes im Verlauf auf eine Besserung des subjektiven Beschwerdebildes bezüglich der Symptome schließen.

4.8. Soziodemographische Patientendaten

Zur differenzierten Auswertung der individuellen Co-Faktoren bezüglich einer depressiven Erkrankung erfolgte im Rahmen der Studie eine ausführliche Anamnese der Einschlusspatienten. Bei der Datenerfassung ergibt sich ein Überblick über die folgenden Faktoren:

- Alter
- Geschlecht
- Familienstand (ledig, verheiratet, geschieden, verwitwet)
- soziale Absicherung – Wohnsituation (allein, mit Ehepartner, mit Lebensgefährten, im Heim, betreutes Wohnen, sonstiges)
- Tumorart
- Erstdiagnose vs. Rezidiv
- primäre Therapieform (primär operatives Therapiemanagement, Radiatio, Polychemotherapie, neoadjuvante Therapie).

4.9. Statistik

Die Berechnungen erfolgten mit Hilfe des Programms „Statistical Package for Social Sciences" (SPSS, Version 15.0). Diagramme bzw. graphische Darstellungen wurden mithilfe der SPSS Software bzw. MS Excel angefertigt.

Die Darstellung der Mittelwerte und Standardabweichungen erfolgten als deskriptive Statistiken. Zur Überprüfung der Varianzhomogenität erfolgte der F-Test (Levene-Test). Das Signifikanzniveau beträgt $\alpha = 0{,}05$.

Die Testung des Effektes der unabhängigen Variablen (Patientenkollektive) auf die verschiedenen Erhebungszeitpunkte und Summationscores (abhängige Variablen) erfolgte als multivarante Teststatistik. Diesbezüglich wurden vier Teststatistiken das Pillai Spur Kriterium, der Wilks-Lambda, Hotelling-Spur und die größte charakteristische Wurzel nach Roy Eigenwert genutzt. Als der robusteste Kennwert wurde der Pillai Spur Test gewertet.

Für die statistische Auswertung der Analyse wurden der Prüfgrößenwert, die approximative-F verteilte Statistik (F), die Freiheitsgrade (df), die Fehler Freiheitsgrade (Fehler – df) und die Signifikanz (p) zur statistischen Auswertung berücksichtigt. Im Anschluss erfolgte eine univariante Analyse der Effekte der abhängigen Variablen auf die unabhängigen Variablen. Die Analyse der Ergebnisse erfolgte durch die Summe der Abweichungsquadrate – hier Typ III; deren Freiheitsgrade (df), den Wert der Prüfgröße (F), das Mittel der Quadrate, die Signifikanz (p), das Eta Quadrat sowie die beobachte Schärfe.

Im Rahmen der Innersubjektanalyse erfolgte primär die Prüfung auf Sphärizität durch den Mauchly Test. Im Fall einer Verletzung der Sphärizitätsanahme wurde der F-Test mit korrigierten Freiheitsgraden berechnet. Die Epsilon Adjustierung erfolgte nach Greenhouse-Geisser. Im Anschluss erfolgte bei Signifikanz ein paarweiser Vergleich der Haupteffekte.

5. Ergebnisse

5.1. Demographische Faktoren

In die Interventionsgruppe konnten insgesamt 21 Patienten eingeschlossen werden. Entsprechend den matching Kriterien wurden 21 Patienten für die Kontrollgruppe ausgewählt.

5.1.1. Altersverteilung

Das Durchschnittsalter lag mit 54 Jahren in der Interventionsgruppe unter dem Durchschnittsalter der Kontrollgruppe mit 58 Jahren.

Tabelle 1: Altersverteilung der untersuchten Patienten

	Interventionsgruppe	Kontrollgruppe
n	21	21
Mittelwert +/- SD	53,90 +/- 8,455	57,33 +/- 10,234
Median	54	58
Minimum	37	39
Maximum	68	71
Spannweite	31	32

Abbildung 1: Altersverteilung

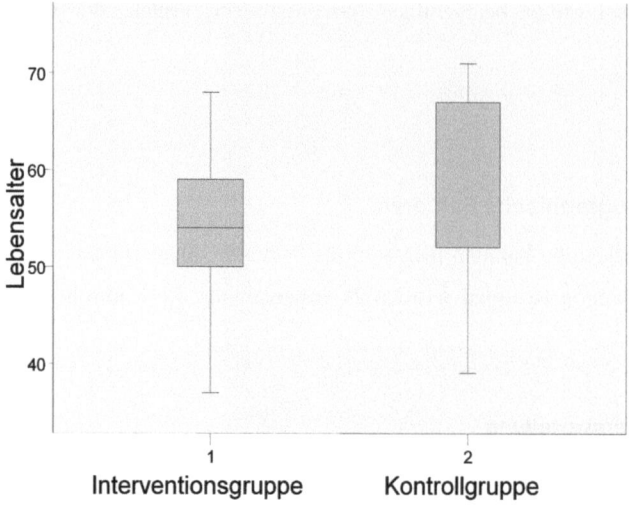

5.1.2. Geschlechtsverteilung

Bezüglich der Geschlechtsverteilung verhielt sich die Interventionsgruppe aufgrund der Matching Parameter identisch zur Kontrollgruppe. Jeweils 18 weibliche und 3 männliche Patienten konnten in jedem Studienarm eingeschlossen werden.

Abbildung 2: Geschlechtsverteilung

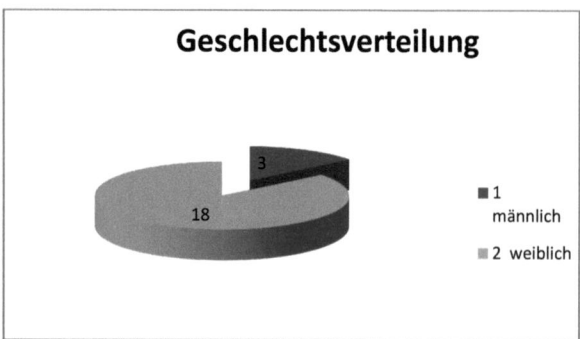

5.1.3. Familiäre Situation

In Bezugnahme auf die familiäre Situation erfolgte eine Einteilung in ledig/verheiratet/verwitwet.
Folgendes Verteilungsmuster ergibt sich innerhalb der beiden Gruppen:

Tabelle 2: Familiäre Situation

			Häufigkeit	Prozent
Interventionsgruppe	Gültig	ledig	1	4,8
		verheiratet	17	81,0
		verwitwet	2	9,5
		Gesamt	20	95,2
	Fehlend		1	4,8
	Gesamt		21	100,0
Kontrollgruppe	Gültig	ledig	1	4,8
		verheiratet	15	71,4
		geschieden	3	14,3
		verwitwet	2	9,5
		Gesamt	21	100,0

5.1.4. Soziale Versorgung

Die Daten des Anamnesebogens ergeben zudem Aussagen über die soziale Versorgung bzw. Wohnsituation des Patienten.
Diesbezüglich konnte in der Antwort zwischen: allein – mit Ehepartner – mit Lebensgefährten – im Heim – im betreuten Wohnen – Sonstiges differenziert werden.

Tabelle 3: Soziale Versorgung

			Häufigkeit	Prozent
Interventionsgruppe	Gültig	allein	3	14,3
		mit Ehepartner	17	81,0
		Gesamt	20	95,2
	Fehlend		1	4,8
		Gesamt	21	100,0
Kontrollgruppe	Gültig	allein	3	14,3
		mit Ehepartner	15	71,4
		Mit Lebensgefährten	2	9,5
		Sonstiges	1	4,8
		Gesamt	21	100,0

5.1.5. Tumorart

Es erfolgte eine Einteilung der verschiedenen Tumorarten:

Magen-, Darm-, Mamma-, Prostata-, Cervix- und Ovarialkarzinom.

Eine Gleichverteilung innerhalb der Interventions- bzw. Kontrollgruppe wurde durch das Matching erreicht.

Für beide Gruppen ergibt sich folgende Verteilung:

Tabelle 4: Tumorart

	Interventionsgruppe	Kontrollgruppe	
	Häufigkeit	Häufigkeit	Prozent
Magenkarzinom	1	1	4,8
Darmkarzinom	2	2	9,5
Brustkarzinom	14	14	66,7
Prostatakarzinom	1	1	4,8
Cervixkarzinom	2	2	9,5
Ovarialkarzinom	1	1	4,8
Gesamt	21	21	100,0

Abbildung 3: Tumorart

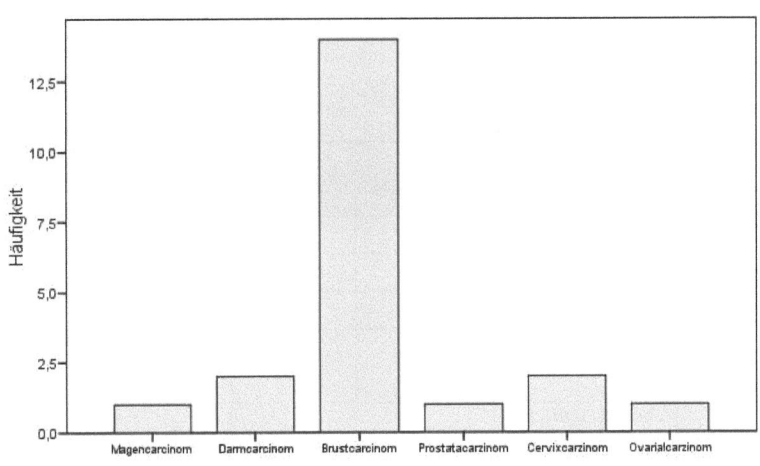

5.1.6. Erstdiagnose/ Rezidiv

Entsprechend der Parameter für das Matching bezüglich der Kontrollgruppe ergibt sich für die Differenzierung einer Erstdiagnose vs. einer Rezidiv-Erkrankung eine Gleichverteilung innerhalb beider Gruppen. Dieses wurde insbesondere in Anbetracht einer differenzierten Auswertung bezüglich der statistischen Verteilung depressiver Symptome innerhalb der Subpopulationen angestrebt.

In der jeweiligen Gruppe finden sich 13 Patienten mit einer Erstdiagnose und jeweils acht Patienten mit einem Rezidiv konfrontiert.

In einer Subanalyse bezüglich der Ausprägung der depressiven Symptomatik (hier dargestellt anhand der Höhe des Summationsscores des MADRS zum ersten Erhebungszeitpunkt) ergibt sich folgende Verteilung:

Tabelle 5: Erstdiagnose vs. Rezidiv

Erstdiagnose vs Rezidiv	N	Mittelwert	Standardabweichung
Erstdiagnose	26	24,38	5,572
Rezidiv	16	23,31	3,979

5.1.7. Therapieform

In der Anamneseerhebung ergibt sich zur primären onkologischen Therapieform folgende Verteilung:

Tabelle 6: Therapieform

		Interventionsgruppe	Kontrollgruppe	Gesamt
Therapie	OP	4	2	6
	Chemotherapie	1	3	4
	OP und Chemo	6	7	13
	OP und Radiotherapie	4	0	4
	Chemo und Radiotherapie	1	2	3
	OP und Chemo und Radiotherapie	3	7	10
Gesamt		19	21	40

Abbildung 4: Therapieform

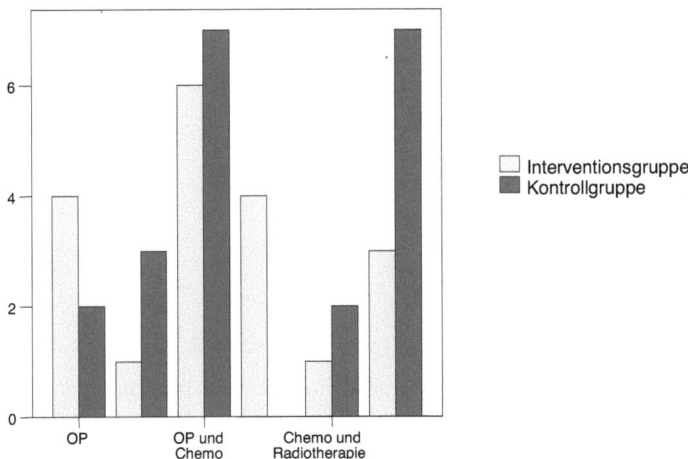

Zwei Patienten der Interventionsgruppe wurden aufgrund fehlender Angaben zur Behandlungsart in den Ausführungen nicht berücksichtigt.

5.2. MADRS

5.2.1. Ergebnisse

Die Montgomery Asberg Depression Rating Scale wird über eine Summationsscore ausgewertet.

Die statistische Auswertung bezieht sich auf Divergenzen der Scores zwischen den Patientenkollektiven unter Bezugnahme des Beobachtungszeitraumes.

Die Analyse der Gesamtscores der MADRS Evaluationsbögen erbrachte folgende Erkenntnisse:

1. Zum Erhebungszeitpunkt (T1) besteht kein signifikanter Unterschied zwischen den Patientenkollektiven.
2. Bei den nachfolgenden Erhebungszeitpunkten (T2 – T4) lässt sich eine zunehmende Differenz zwischen den Patientenkollektiven erkennen, signifikant wird diese bereits ab dem 2. Beobachtungszeitpunkt T2 (entspricht 2 Wochen).

3. In der Interventionsgruppe ergibt die Longitudinal Beobachtung einen deutlichen Abfall in der MADRS Score Bewertung und somit eine Reduktion der depressiven Symptomatik. Signifikante Unterschiede finden sich v.a. im Vergleich zum Erhebungszeitpunkt (T1).
4. In der Kontrollgruppe gibt es eine signifikante Verschlechterung des MADRS Gesamtscores entsprechend einer Zunahme der depressiven Symptomatik.

5.2.2. Deskriptive Statistik

Tabelle 7: Mittelwerte der Summenscores der insgesamt 42 MADRS Evaluationsbögen zur Fremdbeurteilung depressiver Symptome mit Standardabweichung. (1 – Interventionsgruppe; 2 – Kontrollgruppe)

		Mittelwert	Standardabweichung	N
mardst1	1	25,00	5,814	21
	2	22,95	3,905	21
	Gesamt			42
madrs2	1	15,95	6,538	21
	2	24,05	3,788	21
	Gesamt			42
madrs3	1	14,29	7,862	21
	2	24,10	3,375	21
	Gesamt			42
madrs4	1	13,10	8,252	21
	2	24,43	2,731	21
	Gesamt			42

Entsprechend der deskriptiven Statistik können in der Interventionsgruppe sinkende Gesamtscores über die vier Erhebungszeitpunkte dokumentiert werden. In der Kontrollgruppe kommt es gegensätzlich zu einer numerischen Zunahme der Gesamtscores.
Abbildung 5:
Im folgenden Liniendiagramm ist der zeitliche Verlauf der Gesamtscores (Mittelwerte) über die verschiedenen Erhebungszeitpunkte im Gruppenvergleich dargestellt. Auffällig ist hier die zunehmende Divergenz, welche sich bereits am 2. Beobachtungszeitpunkt herauskristallisiert (T2).

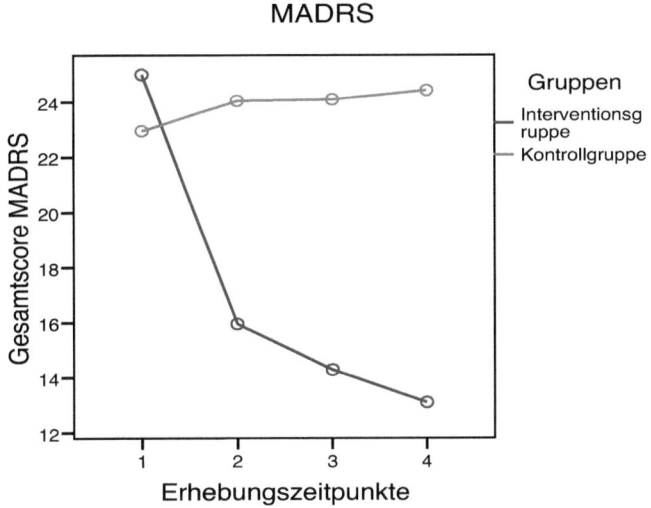

5.2.3. Varianzanalyse

In der Grundvoraussetzung erfolgte der Test auf Homogenität der Varianzen (F-Test).
Der Levene-Test bestätigt bei: F=1,420; Signifikanz=0,24 die Varianzgleichheit.
Die Effekte der unabhängigen Variablen (Patientenkollektive) auf die abhängigen Variablen (MADRS T1-4) wurde im Folgenden in der Multivariant Analyse überprüft.
In der Ergebniskonstellation (Tabelle 8) wurden der Prüfgrößenwert, die approximative-F verteilte Statistik (F), die Freiheitsgrade (df), die Fehler Freiheitsgrade (Fehler – df) und die Signifikanz (p) zur statistischen Auswertung berücksichtigt. Alle Testresultate führten zu dem selben Prüfergebnis entsprechend einer gleichen Signifikanz.
Eine Signifikanz kleiner dem Signifikanzniveau von 0,05 (entsprechend einem Konfidenzintevall von 95%) ergibt hierbei einen statistisch signifikanten Unterschied.

Tabelle 8: Multivariante Test der Gruppeneffekte auf die MADRS Summationsscores

		Wert	F	Hypothese df	Fehler df	Signifikanz
Effekt der Untersuchungsgruppen auf die verschiedenen Erhebungszeitpunkte	Pillai-Spur	,695	20,540 (a)	4,000	36,000	,000
	Wilks-Lambda	,305	20,540 (a)	4,000	36,000	,000
	Hotelling-Spur	2,282	20,540 (a)	4,000	36,000	,000
	Größte charakteristische Wurzel nach Roy	2,282	20,540 (a)	4,000	36,000	,000

a Exakte Statistik

In der folgenden univarianten Varianzanalyse werden die Ergebnisse der einzelnen Untersuchungszeitpunkte (abhängige Variablen) betrachtet.

Tabelle 9 gibt die Summe der Abweichungsquadrate – hier Typ III, deren Freiheitsgrade (df), den Wert der Prüfgröße (F), das Mittel der Quadrate, die Signifikanz (p), das Eta Quadrat sowie die Beobachte Schärfe an.

Tabelle 9: Analyse der Zwischensubjekteffekte: Einfluss der abhängigen Variable (Untersuchungszeitpunkte T1 - T5) auf die unabhängige Faktoren (Interventions- vs. Kontrollgruppe)

Quelle		Quadratsumme vom Typ III	df	F	Signifikanz	Partielles Eta-Quadrat	Beobachtete Schärfe(a)
Analyse der Unterschiede der Unterschungszeitpunkte zwischen den Patientengruppen	MADRS 1	40,878	1	1,627	,210	,040	,238
	MADRS 2	748,438	1	27,642	,000	,415	,999
	MADRS 3	1096,343	1	31,824	,000	,449	1,000
	MADRS 4	1457,613	1	41,733	,000	,517	1,000

a Unter Verwendung von Alpha = ,05 berechnet

Folgende Aussagen lassen sich anhand des Testes der Zwischensubjekteffekte treffen:

- Es besteht kein signifikanter Unterschied zwischen den Patientenkollektiven am Beginn der Untersuchung (MADRS 1 – entspricht T1). Neben der Signifikanz spricht auch die Beobachtete Schärfe von 23,8 % sowie die geringe Effektgröße von ca. 4% gegen einen relevanten Unterschied.
- Signifikante Gruppenunterschiede finden sich ab dem Zeitpunkt T2 bis zu T4 (8 Wochen), welches sich in der hohen Quadratsumme, dem F-Wert und der Signifikanz widerspiegelt.

5.2.4. Varianzanalyse mit Messwiederholung

5.2.4.1. Interventionsgruppe

Die Sphärizitätsannahme kann aufgrund des nicht signifikanten Chi-Quadrat Wertes= 5,410 und einer Signifikanz = 0,368 erfolgen.

Die Innersubjektanalyse der Interventionsgruppe erlaubt hierbei die longitudinale Betrachtung der Beobachtungszeitpunkte T1-4.

Numerisch ist bereits in der o.g. deskriptiven Statistik eine Abnahme des Gesamtscores zu erkennen.

Die Überprüfung auf Signifikanz erfolgt nun durch die Innersubjektanalyse.

Tabelle 10: Tests der Innersubjekteffekte

	Quadratsumme vom Typ III	df	F	Signifikanz	Partielles Eta-Quadrat	Beobachtete Schärfe(a)
Sphärizität angenommen	1841,369	3	23,355	,000	,539	1,000

a Unter Verwendung von Alpha = ,05 berechnet

Aufgrund des hoch signifikanten Ergebnisses erfolgt im Anschluss der paarweise Vergleich der Haupteffekte.

Tabelle 11: Paarweise Vergleiche der Mittelwerte innerhalb der Interventionsgruppe zu den Zeitpunkten T1, T2, T3, T4

(I) Faktor1	(J) Faktor1	Mittlere Differenz (I-J)	Standardfehler	Signifikanz(a)	95% Konfidenzintervall für die Differenz(a)	
		Untergrenze	Obergrenze	Untergrenze	Obergrenze	Untergrenze
1	2	9,048(*)	1,525	,000	5,866	12,229
	3	10,714(*)	1,857	,000	6,841	14,588
	4	11,905(*)	1,644	,000	8,474	15,335
2	1	-9,048(*)	1,525	,000	-12,229	-5,866
	3	1,667	1,241	,194	-,922	4,255
	4	2,857	1,389	,053	-,041	5,755
3	1	-10,714(*)	1,857	,000	-14,588	-6,841
	2	-1,667	1,241	,194	-4,255	,922
	4	1,190	1,752	,505	-2,464	4,845
4	1	-11,905(*)	1,644	,000	-15,335	-8,474
	2	-2,857	1,389	,053	-5,755	,041
	3	-1,190	1,752	,505	-4,845	2,464

Basiert auf den geschätzten Randmitteln
* Die mittlere Differenz ist auf dem Niveau ,05 signifikant
a Anpassung für Mehrfachvergleiche: Geringste signifikante Differenz

Der ausgegebenen Tabelle kann man entnehmen, dass signifikante Unterschiede zwischen den Mittelwerten zum Zeitpunkt T1 - zu T2, T3 und T4 bestehen. In den folgenden Beobachtungszeitpunkten fällt die dynamische Entwicklung der Mittelwertdifferenz geringer aus. Lediglich zwischen den Zeitpunkten T2 zu T4 ist eine Differenz knapp oberhalb vom Signifikanzniveau zu erkennen.

In der Schlussfolgerung ergibt sich eine signifikante Verminderung des Summenscores des MADRS Evaluationsbogens ab dem 2. Beobachtungszeitpunkt.

5.2.4.2. Kontrollgruppe

Die Sphärizitätsannahme kann aufgrund des insignifkanten Chi-Quadrat Wertes= 1,564 und p= 0,906 erfolgen.

In der Innersubjektanalyse ergibt sich folgende Konstellation:

Tabelle 12: Tests der Innersubjekteffekt

	Quadratsumme vom Typ III	df	F	Signifikanz	Partielles Eta-Quadrat	Beobachtete Schärfe(a)
Sphärizität angenommen	25,952	3	4,782	,005	,193	,882

a Unter Verwendung von Alpha = ,05 berechnet

Aufgrund des signifikanten Ergebnisses erfolgt die Differenzierung im paarweisen Vergleich.

Tabelle 13: Paarweise Vergleiche der Mittelwerte innerhalb der Kontrollgruppe zu den Zeitpunkten T1 – T4

(I) Faktor1	(J) Faktor1	Mittlere Differenz (I-J) Untergrenze	Standardfehler Obergrenze	Signifikanz(a) Untergrenze	95% Konfidenzintervall für die Differenz(a) Obergrenze	Untergrenze
1	2	-1,095(*)	,402	,013	-1,933	-,257
	3	-1,143(*)	,433	,016	-2,045	-,241
	4	-1,476(*)	,450	,004	-2,416	-,536
2	1	1,095(*)	,402	,013	,257	1,933
	3	-,048	,428	,913	-,940	,845
	4	-,381	,405	,358	-1,226	,464
3	1	1,143(*)	,433	,016	,241	2,045
	2	,048	,428	,913	-,845	,940
	4	-,333	,367	,375	-1,100	,433
4	1	1,476(*)	,450	,004	,536	2,416
	2	,381	,405	,358	-,464	1,226
	3	,333	,367	,375	-,433	1,100

Basiert auf den geschätzten Randmitteln
* Die mittlere Differenz ist auf dem Niveau ,05 signifikant
a Anpassung für Mehrfachvergleiche: Geringste signifikante Differenz

Im paarweisen Vergleich der Hauteffekte (siehe Tabelle 13) lassen sich folgende Aussagen treffen:

- Eine signifikante Verschlechterung des MADRS-Gesamtscores findet sich im Vergleich zwischen den ersten Beobachtungszeitpunkten und den folgenden Erhebungen (T2, T3, T4).

- Die weiteren Vergleiche ergeben zwischen den Beobachtungszeitpunkten (T2 zu T3/T4 bzw. T3 zu T4) kein signifikantes Ergebnis.

In der Schlussfolgerung ergibt sich eine deutliche Verbesserung der Depressiven Symptomatik – dargestellt als Mittelwerte der Summenscores des MADRS Evaluationsbogens in der Interventionsgruppe bei Verschlechterung in der Kontrollgruppe.

5.3. BAI

5.3.1. Ergebnisse

Der Beck Anxiety Inventory wird wie der MADRS über den Summenscore ausgewertet. Ein hoher Summenscore entspricht einer hohen Bewertung der subjektiv empfundenen Angst.

Für die Auswertung stehen in der Interventionsgruppe lediglich 20 vollständig ausgefüllte BAI Evaluationsbögen zur Verfügung.

Nach statistischer Analyse der Fragebögen ergeben sich aus dem Vergleich der Gesamtscores folgende Aussagen:

1. Zum Erhebungszeitpunkt (T1) besteht kein signifikanter Unterschied zwischen den Patientenkollektiven.
2. Die nachfolgenden Erhebungszeitpunkte (T2 – T4) lassen eine zunehmende Differenz zwischen den Patientenkollektiven erkennen, signifikant wird diese am letzten Zeitpunkt (T4).
3. In der Interventionsgruppe kann im Verlauf des Beobachtungszeitraumes ein hoch signifikanter Abfall im BAI Gesamtscore beobachtet werden.
   Dieser entspricht eine Reduktion der subjektiven Angstempfindung. In der Interpretation kann eine Reduktion ausgehend von einer mäßigen zu einer leichten Angstsymptomatik ab dem 3. Beobachtungszeitraum, d.h. nach 4 Wochen, verzeichnet werden.
4. In der Kontrollgruppe gibt es eine signifikante Verschlechterung der Angstempfindung entsprechend einer Zunahme im BAI Gesamtscore.

5.3.2. Deskriptive Statistik

Tabelle 14: Mittelwerte der Summenscores im BAI Fragebogen zur subjektiven Selbsteinschätzung der empfundenen Angst mit Standardabweichung. (1 – Interventionsgruppe; 2 – Kontrollgruppe)

	Gruppen	Mittelwert	Standardabweichung	N
bait1	1	22,90	12,969	20
	2	21,86	11,456	21
bait2	1	18,70	13,350	20
	2	22,33	12,175	21
bait3	1	16,20	13,640	20
	2	22,62	11,647	21
bait4	1	15,60	12,483	20
	2	26,38	10,717	21

Entsprechend der deskriptiven Statistik können in der Interventionsgruppe sinkende Gesamtscores über die 4 Erhebungszeitpunkte dokumentiert werden. In der Kontrollgruppe kommt es gegensätzlich zu einer numerischen Zunahme der Gesamtscores.

Abbildung 6:

Liniendiagramm zum Vergleich der Mittelwerte der BAI Gesamtscores im Gruppenvergleich.

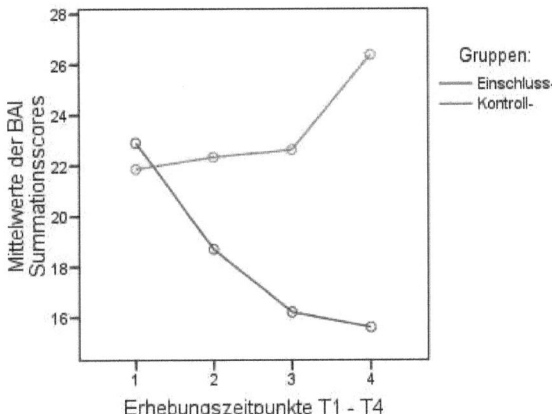

5.3.3. Varianzanalyse

In der Grundvoraussetzung erfolgte der Test auf Homogenität der Varianzen.

Der Levene-Test bestätigt bei: F= 0,703; Signifikanz=0,407 die Varianzgleichheit.

Die Effekte der unabhängigen Variablen (Patientenkollektive) auf die abhängigen Variablen (BAI T1-4) wurde im Folgenden in der Multivariant Analyse überprüft.

Tabelle 15 zeigt, dass die Unterschiede in der Ergebniskonstellation der BAI Fragebögen statistisch signifikant sind.

Tabelle 15: Multivariante Test der Gruppeneffekte auf die BAI Scores

		Wert	F	Hypothese df	Fehler df	Signifikanz
Effekte der Untersuchungsgruppen auf die verschiedenen Erhebungszeitpunkte	Pillai-Spur	,287	4,969 (a)	3,000	37,000	,005
	Wilks-Lambda	,713	4,969 (a)	3,000	37,000	,005
	Hotelling-Spur	,403	4,969 (a)	3,000	37,000	,005
	Größte charakteristische Wurzel nach Roy	,403	4,969 (a)	3,000	37,000	,005

a Exakte Statistik

In der folgenden univarianten Varianzanalyse werden die Ergebnisse der einzelnen Untersuchungszeitpunkte betrachtet.

Tabelle 16: Analyse des Zwischensubjekteffekte: Einfluss der abhängigen Variable (Untersuchungszeitpunkte T1 - 5) auf die unabhängige Faktoren (Interventions- vs. Kontrollgruppe)

	Abhängige Variable	Quadratsumme vom Typ III	df	F	Signifikanz	Partielles Eta-Quadrat	Beobachtete Schärfe(a)
Einfluss der Untersuchungszeitpunkte auf die Patientengruppen	bait1	11,141	1	,075	,786	,002	,058
	bait2	135,231	1	,830	,368	,021	,144
	bait3	422,092	1	2,635	,113	,063	,353
	bait4	1190,638	1	8,832	,005	,185	,826

a Unter Verwendung von Alpha = ,05 berechnet

Folgende Aussagen lassen sich anhand des Tests der Zwischensubjekteffekte treffen:

- Es besteht kein signifikanter Unterschied zwischen den Patientenkollektiven am Beginn der Untersuchung (BAI 1).
- Signifikante Gruppenunterschiede finden sich zum Zeitpunkt T4, welche sich in der hohen Quadratsumme, dem F-Wert und der Signifikanz widerspiegeln.

5.3.4. Varianzanalyse mit Messwiederholung

5.3.4.1. Interventionsgruppe

Als F-Test auf Sphärizität erfolgte der Mauchly Test.

Aufgrund einer Signifikanz von 0,017 wurde der F-Test mit korrigierten Freiheitsgraden berechnet.

Die Epsilon Adjustierung erfolgte nach Greenhouse-Geisser.

In der Innersubjektanalyse ergibt sich folgende Konstellation:

Tabelle 17: Tests der Innersubjekteffekte

	Quadrat-summe vom Typ III	df	F	Signifikanz	Partielles Eta-Quadrat
Greenhouse-Geisser	660,200	2,109	4,320	,018	,185

Aufgrund des signifikanten Ergebnisses erfolgt im Anschluss der paarweise Vergleich der Haupteffekte.

Tabelle 18: Paarweise Vergleiche der Mittelwerte innerhalb der Interventionsgruppe zu den Zeitpunkten T1 - T4

(I) Faktor1	(J) Faktor1	Mittlere Differenz (I-J)	Standardfehler	Signifikanz(a)	95% Konfidenzintervall für die Differenz(a)	
		Untergrenze	Obergrenze	Untergrenze	Obergrenze	Untergrenze
1	2	4,200	2,452	,103	-,933	9,333
	3	6,700(*)	2,747	,025	,950	12,450
	4	7,300(*)	2,734	,015	1,578	13,022
2	1	-4,200	2,452	,103	-9,333	,933
	3	2,500	2,096	,248	-1,886	6,886
	4	3,100	1,886	,117	-,848	7,048
3	1	-6,700(*)	2,747	,025	-12,450	-,950
	2	-2,500	2,096	,248	-6,886	1,886
	4	,600	1,257	,639	-2,032	3,232
4	1	-7,300(*)	2,734	,015	-13,022	-1,578
	2	-3,100	1,886	,117	-7,048	,848
	3	-,600	1,257	,639	-3,232	2,032

Basiert auf den geschätzten Randmitteln
* Die mittlere Differenz ist auf dem Niveau ,05 signifikant
a Anpassung für Mehrfachvergleiche: Geringste signifikante Differenz

Der ausgegebenen Tabelle kann man entnehmen, dass signifikante Unterschiede zwischen den Mittelwerten zum Zeitpunkt T1 zu T3 bestehen. Die Mittelwertdifferenz ist zwischen den Zeitpunkten T1 zu T4 noch deutlicher.

In der Schlussfolgerung ergibt sich eine signifikante Verminderung des Summenscores des BAI Evaluationsbogens ab dem 3. Beobachtungszeitpunkt.

5.3.4.2. Kontrollgruppe

Die Sphärizitätsanahme kann aufgrund des insignifkanten Chi-Quadrat Wertes= 2,536 und p= 0,767 erfolgen.

In der Innersubjektanalyse ergibt sich folgende Konstellation:

Tabelle 19: Tests der Innersubjekteffekte

Quelle		Quadratsumme vom Typ III	df	F	Signifikanz	Partielles Eta-Quadrat
Faktor1	Sphärizität angenommen	272,417	3	3,389	,024	,145

Aufgrund des hoch signifikanten Ergebnisses erfolgt im Anschluss der paarweise Vergleich der Haupteffekte.

Tabelle 20: Paarweise Vergleiche der Mittelwerte innerhalb der Kontrollgruppe zu den Zeitpunkten T1 – T4

(I) Faktor 1	(J) Faktor1	Mittlere Differenz (I-J)	Standard-fehler	Signifi-kanz(a)	95% Konfidenzintervall für die Differenz(a)	
			Ober-grenze	Unter-grenze		
		Untergrenze			Obergrenze	Untergrenze
1	2	-,476	1,383	,734	-3,361	2,409
	3	-,762	1,773	,672	-4,460	2,936
	4	-4,524(*)	1,768	,019	-8,212	-,835
2	1	,476	1,383	,734	-2,409	3,361
	3	-,286	1,587	,859	-3,597	3,025
	4	-4,048(*)	1,465	,012	-7,103	-,992
3	1	,762	1,773	,672	-2,936	4,460
	2	,286	1,587	,859	-3,025	3,597
	4	-3,762(*)	1,570	,026	-7,038	-,486
4	1	4,524(*)	1,768	,019	,835	8,212
	2	4,048(*)	1,465	,012	,992	7,103
	3	3,762(*)	1,570	,026	,486	7,038

- Basiert auf den geschätzten Randmitteln
- * Die mittlere Differenz ist auf dem Niveau ,05 signifikant
- a Anpassung für Mehrfachvergleiche: Geringste signifikante Differenz

Im paarweisen Vergleich der Haupteffekte (siehe Tabelle 20) lassen sich folgende Aussagen treffen:

- Eine signifikante Verschlechterung des BAI Gesamtscore findet sich lediglich im Vergleich des ersten und letzten Beobachtungzeit (T1-4).

- Die weiteren Vergleiche ergeben zwischen den Beobachtungszeitpunkten kein signifikantes Ergebnis.

5.4. Fragebogen zur körperlichen Befindlichkeit (FKB)

5.4.1. Ergebnisse

Der 29 Item umfassende Evaluationsbogen zur körperlichen Befindlichkeit (FKB) wird über einen Summenscore ausgewertet.

Die 4-Punkte Skala gibt in der Summation eine Aussage über das subjektive Empfinden von körperlichen Beschwerden wieder.

Aussagen zum Therapieeffekt können sich in einer Reduktion des Gesamtscores widerspiegeln.

Nach statistischer Auswertung der Fragebögen ergeben sich aus dem Vergleich der Gesamtscores folgende Aussagen:

1. Zum Erhebungszeitpunkt (T1) besteht kein signifikanter Unterschied zwischen den Patientenkollektiven.
2. Die nachfolgenden Erhebungszeitpunkte (T2 – T4) lassen eine zunehmende Differenz zwischen den Patientenkollektiven erkennen, signifikant wird diese am zweiten Zeitpunkt (T2).
3. In der Interventionsgruppe kann im Verlauf des Beobachtungszeitraumes ein numerischer Abfall im FKB Gesamtscore beobachtet werden. In der statistischen Analyse fällt diese nicht signifikant aus.
4. In der Kontrollgruppe gibt es eine signifikante Zunahme des FKB-Gesamtscores im Verlauf des Beobachtungszeitraumes. Dies entspricht einer zunehmenden subjektiven Verschlechterung des körperlichen Befindens innerhalb der acht Wochen.

5.4.2. Deskriptive Statistik

Tabelle 21: Mittelwerte der Summenscores der FKB Evaluationsbögen zur Beurteilung körperlicher Beschwerden mit Standardabweichung.
(1 – Interventionsgruppe; 2 – Kontrollgruppe)

		N	Mittelwert	Standardabweichung
		Untergrenze	Obergrenze	Untergrenze
flbt1	1	21	23,48	13,393
	2	21	29,19	12,711
	Gesamt	42	26,33	13,216
fkbt2	1	21	22,52	12,883
	2	21	31,29	10,636
	Gesamt	42	26,90	12,482
fkbt3	1	21	19,48	12,152
	2	21	33,14	9,666
	Gesamt	42	26,31	12,862
fkbt4	1	21	18,86	12,811
	2	21	34,29	9,231
	Gesamt	42	26,57	13,513

In der tabellarischen Aufstellung sind für die Interventionsgruppe sinkende Gesamtscores über die vier Erhebungszeitpunkte erkennbar. In der Kontrollgruppe kommt es gegensätzlich zu einer numerischen Zunahme der Gesamtscores.

Abbildung 7:

Im folgenden Liniendiagramm ist der zeitliche Verlauf der Gesamtscores (Mittelwerte) über die verschiedenen Erhebungszeitpunkte im Gruppenvergleich dargestellt.

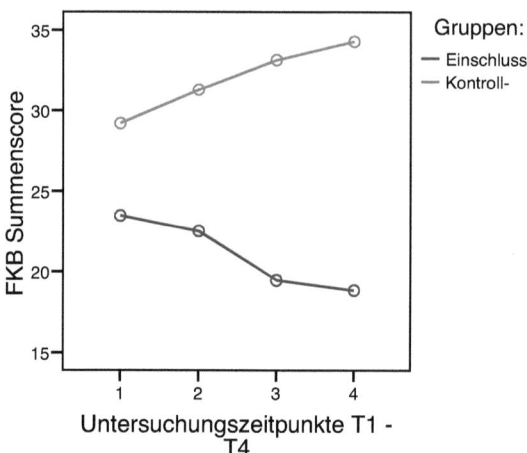

5.4.3. Varianzanalyse

In der Grundvoraussetzung erfolgte der Test auf Homogenität der Varianzen (F-Test).

Der Levene-Test bestätigt bei: F=0,05; Signifikanz=0,946 die Varianzgleichheit.

Die Effekte der unabhängigen Variablen (Patientenkollektive) auf die abhängigen Variablen (FKB T1-4) wurde im Folgenden in der Multivariant Analyse überprüft.

Anhand der Daten (siehe Tabelle 22) kann dieser Effekt als signifikant bezeichnet werden.

Tabelle 22: Multivariante Test der Gruppeneffekte auf die FKB Summationsscores

Effekt		Wert	F	Hypothese df	Fehler df	Signifikanz
Einfluss der Untersuchungsgruppen auf die Erhebungszeitpunkte (T1-4)	Pillai-Spur	,412	6,472	4,000	37,000	,000
	Wilks-Lambda	,588	6,472	4,000	37,000	,000
	Hotelling-Spur	,700	6,472	4,000	37,000	,000
	Größte charakteristische Wurzel nach Roy	,700	6,472	4,000	37,000	,000

In der folgenden univarianten Varianzanalyse werden die Ergebnisse der einzelnen Untersuchungszeitpunkte betrachtet.

Tabelle 23: Analyse des Zwischensubjekteffekte: Einfluss der abhängigen Variable (Untersuchungszeitpunkte T1 - 4) auf die unabhängige Faktoren (Interventions - vs. Kontrollgruppe)

	Abhängige Variable	Quadratsumme vom Typ III	df	F	Signifikanz	Partielles Eta-Quadrat	Beobachtete Schärfe(a)
Analyse des Einflusses der einzelnen Untersuchungszeitpunkte auf die Patientengruppen	flbt1	342,857	1	2,011	,164	,048	,283
	fkbt2	806,095	1	5,777	,021	,126	,650
	fkbt3	1961,167	1	16,269	,000	,289	,976
	fkbt4	2499,429	1	20,048	,000	,334	,992

a Unter Verwendung von Alpha = ,05 berechnet

Folgende Aussagen lassen sich anhand des Testes der Zwischensubjekteffekte treffen:

- Es besteht kein signifikanter Unterschied zwischen den Patientenkollektiven am Beginn der Untersuchung (FKB 1).
- Signifikante Gruppenunterschiede finden sich ab dem Zeitpunkt T2 in T3 und T4. Neben der Signifikanz ist der zunehmende Unterschied in der Quadratsumme, dem F-Wert, der Beobachteten Schärfe und dem Effektwert ersichtlich.

5.4.4. Varianzanalyse mit Messwiederholung

5.4.4.1. Interventionsgruppe

Die Sphärizitätsanahme kann aufgrund des nicht signifikanten Chi-Quadrat Wertes= 9,743 und einer Signifikanz = 0,083 erfolgen.

Numerisch ist bereits in der deskriptiven Statistik eine Abnahme des Gesamtscores in der Interventionsgruppe zu erkennen.

Die Überprüfung auf Signifikanz erfolgt nun durch die Innersubjektanalyse.

Tabelle 24: Tests der Innersubjekteffekte

Quelle		Quadratsumme vom Typ III	Df	F	Signifikanz	Partielles Eta-Quadrat	Beobachtete Schärfe(a)
Faktor1	Sphärizität angenommen	322,131	3	1,860	,146	,085	,459

Eine signifikante Differenz innerhalb der Interventionsgruppe über die Beobachtungszeiträume T1 - 4 (8 Wochen) lässt sich anhand der dargestellten Daten statistisch nicht nachweisen.

5.4.4.2. Kontrollgruppe

Als F-Test auf Sphärizität erfolgte der Mauchly Test.

Aufgrund einer Signifikanz von 0,00 wurde der F-Test mit korrigierten Freiheitsgraden berechnet.

Die Epsilon Adjustierung erfolgte nach Greenhouse-Geisser.

In der Innersubjektanalyse ergibt sich folgende Konstellation:

Tabelle 25: Tests der Innersubjekteffekte

Quelle		Quadratsumme vom Typ III	df	F	Signifikanz	Partielles Eta-Quadrat	Beobachtete Schärfe(a)
Faktor 1	Greenhouse-Geisser	313,571	1,742	5,951	,008	,229	,814

Aufgrund des hoch signifikanten Ergebnisses erfolgt im Anschluss der paarweise Vergleich der Haupteffekte.

Tabelle 26: Paarweise Vergleiche der Mittelwerte innerhalb der Kontrollgruppe zu den Zeitpunkten T1 – T4

(I) Faktor 1	(J) Faktor 1	Mittlere Differenz (I-J)	Standardfehler	Signifikanz(a)	95% Konfidenzintervall für die Differenz(a)	
		Untergrenze	Obergrenze	Untergrenze	Obergrenze	Untergrenze
1	2	-2,095	1,159	,086	-4,512	,322
	3	-3,952(*)	1,722	,033	-7,544	-,361
	4	-5,095(*)	1,590	,004	-8,412	-1,779
2	1	2,095	1,159	,086	-,322	4,512
	3	-1,857	1,145	,120	-4,245	,531
	4	-3,000(*)	1,199	,021	-5,502	-,498
3	1	3,952(*)	1,722	,033	,361	7,544
	2	1,857	1,145	,120	-,531	4,245
	4	-1,143	,674	,105	-2,548	,262
4	1	5,095(*)	1,590	,004	1,779	8,412
	2	3,000(*)	1,199	,021	,498	5,502
	3	1,143	,674	,105	-,262	2,548

Basiert auf den geschätzten Randmitteln
* Die mittlere Differenz ist auf dem Niveau ,05 signifikant
a Anpassung für Mehrfachvergleiche: Geringste signifikante Differenz

Im paarweisen Vergleich der Haupteffekte (siehe Tabelle 26) lassen sich folgende Aussagen treffen:

- Eine signifikante Verschlechterung des FKB Gesamtscore findet sich lediglich im Vergleich des Erhebungszeitpunktes (T1) zu den Beobachtungszeitpunkten T3 und T4.
- Im weiteren Verlauf gibt es signifikante Unterschiede zwischen den Zeitpunkten T2 zur T4 im Sinne einer Zunahme des Summationsscores.

5.4.5. Einzelanalyse der Items des FKB

5.4.5.1. Übelkeit / Kopfschmerzen

Abbildung: 8: Deskriptive Statistik für Übelkeit und Kopfschmerzen

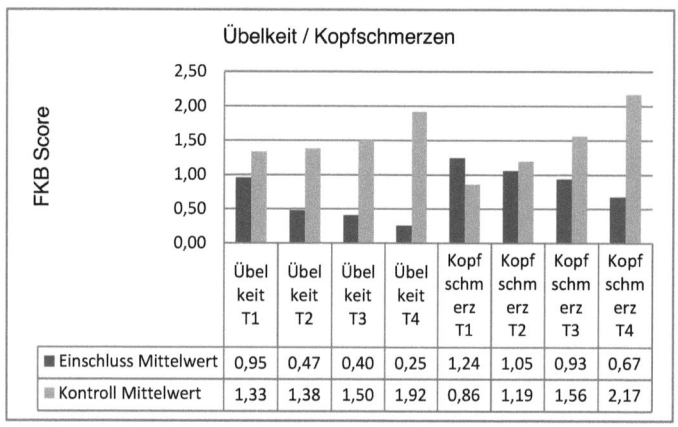

Unter Voraussetzung der Varianzenhomogenität sind signifikante Unterschiede des Gesamtscores für das Symptom Übelkeit – entsprechend der subjektiven Einschränkung – in der statistischen Analyse zwischen den Vergleichsgruppen ab dem Zeitpunkt T3 erkennbar (p=0,01).

Signifikante Unterschiede im zeitlichen Verlauf der einzelnen Patientengruppen lassen sich nicht nachweisen.

Numerisch fällt jedoch eine Reduktion der Mittelwerte und damit der subjektiven Beschwerden bezüglich des Symptomes Übelkeit auf.

Zwischen den Patientengruppen zeigen sich für das Symptom Kopfschmerzen signifikante Unterschiede ab dem 3. Zeitpunkt, d.h. nach vier Wochen (p=0,04).

Im Vergleich der jeweiligen Patientengruppen ist eine signifikante Veränderung nicht erkennbar.

5.4.5.2. Vermehrtes Schwitzen / Benommenheit

Abbildung 9: Deskriptive Statistik für Symptome vermehrtes Schwitzen und Benommenheit

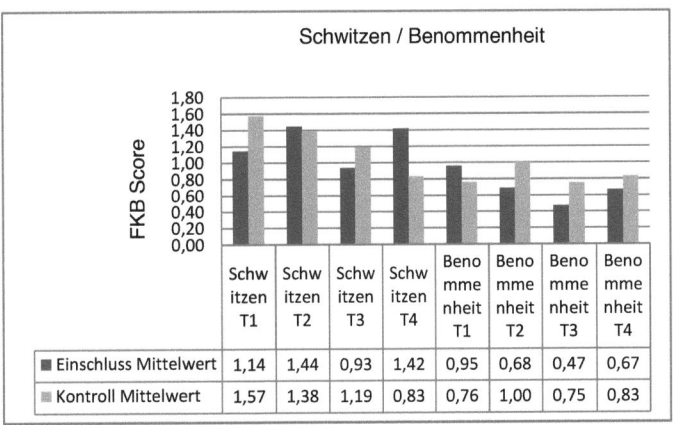

Im Gruppenvergleich ist in der Grafik eine abnehmende Tendenz für das Symptom Schwitzen in der Kontrollgruppe zu erkennen. In der statistischen Analyse ergibt sich kein signifikanter Unterschied zwischen den Gruppen als auch in der Beurteilung der Innersubjekteffekte.

In Bezug auf das Symptom Benommenheit ist ein statistisch signifikanter Unterschied zwischen den Kontrollgruppen bzw. im zeitlichen Verlauf nicht nachweisbar.

5.4.5.3. Mundtrockenheit / Zittern

Abbildung 10: Deskriptive Statistik für die Symptome Mundtrockenheit und Zittern.

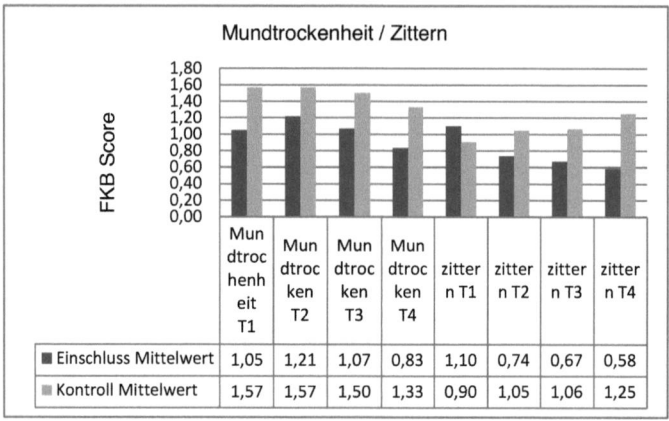

Das Symptom Mundtrockenheit verhält sich während des Beobachtungszeitraumes annähernd konstant zwischen den Patientenkollektiven und den Beobachtungszeiträumen. Signifikante Unterschiede im Vergleich der Zwischensubjekteffekte bzw. der Innersubjekteffekte finden sich nicht.

Das Symptom Zittern zeigt für die Interventionsgruppe in der deskriptiven Statistik eine abnehmende Tendenz, welches einer geringeren Befindlichkeitsstörung in der subjektiven Beurteilung entspricht. Dieser Effekt ist bei zunehmender Gruppendifferenz ab dem Zeitpunkt T3 (p=0,03) und T4 (p=0,008) signifikant.

In der Innersubjektanalyse zeigt sich in der Interventionsgruppe im Vergleich des Erhebungszeitpunktes T1 zu T4 nach acht Wochen ein signifikanter Unterschied im Sinne einer Reduktion des FKB Scores und somit einer deutlichen Beschwerdelinderung.

5.4.5.4. Durchfall / Niedriger Blutdruck

Abbildung 11: Deskriptive Statistik der Symptome Durchfall und niedriger Blutdruck

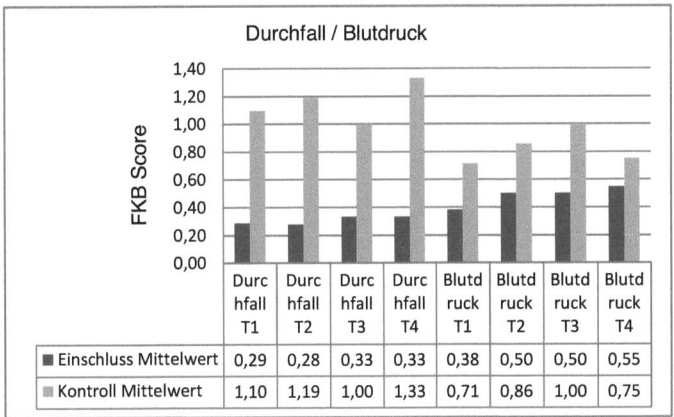

Das Symptom Durchfall als subjektiv empfundene Befindlichkeitsstörung in der FKB-Skala ist annähernd konstant im zeitlichen Verlauf. Die Kontrollgruppe weist durchgehend höhere Mittelwerte im numerischen Vergleich auf. In der statistischen Analyse werden diese zum Zeitpunkt T4 signifikant (p=0,05).
Der zeitliche Verlauf ergibt keine signifikanten Unterschiede innerhalb der Untersuchungsgruppen.
Das Symptom Blutdruck wird im FKB Evaluationsbogen als subjektiv empfundene Befindlichkeitsstörung beschrieben. Es bezieht sich hierbei v.a. auf Probleme, die der Patient bezüglich eines zu niedrigen Blutdruckes empfindet.
Statistisch ergeben sich keine signifikanten Unterschiede zwischen den Patientengruppen bzw. des zeitlichen Verlaufs.

5.4.5.5. Verstopfung / Kraftlosigkeit

Abbildung 12: Deskriptive Statistik der Symptome Verstopfung / Kraftlosigkeit

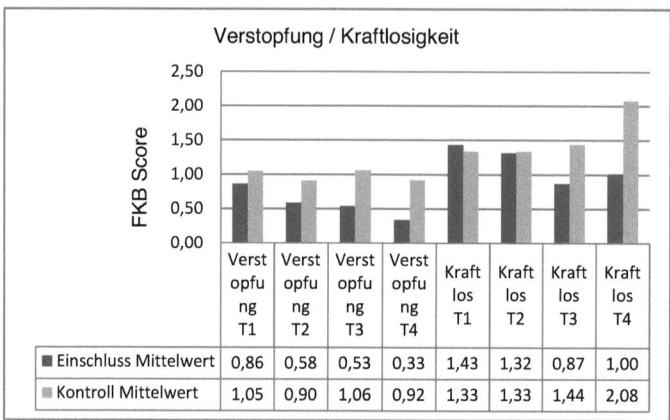

Das Symptom Verstopfung als subjektiv empfundene Befindlichkeitsstörung stellt sich in der deskriptiven Statistik mit abnehmender Tendenz im zeitlichen Verlauf der Interventionsgruppe dar. Die Innersubjektanalyse ergibt keine signifikanten Unterschiede innerhalb der Interventionsgruppe im Verlauf der Beobachtungszeitpunkte.

Die Kontrollgruppe weist durchgehend höhere Mittelwerte im numerischen Vergleich auf. In der statistischen Zwischensubjekt Analyse werde diese zum Zeitpunkt T4 signifikant (p=0,037).

Das Symptom Kraftlosigkeit wird im FKB Evaluationsbogen als subjektiv empfundene Befindlichkeitsstörung beschrieben.

Statistisch ergeben sich signifikante Unterschiede zwischen den Patientengruppen zum Zeitpunkt T3 (p=0,05) und hoch signifikante Unterschiede ab T4 – 8 Wochen Beobachtungszeit (p=0,003). In der Innersubjektanalyse der Interventionsgruppe gibt es eine signifikante Reduktion des Punktewertes im Vergleich des ersten zum dritten. Beobachtungszeitpunkt (p=0,011). Im weiteren Verlauf steigt die Beschwerdesymptomatik innerhalb der Interventionsgruppe erneut an. Bei Betrachtung der Kontrollgruppe wird der Anstieg des FKB-Scores Kraftlosigkeit bei der Betrachtung der Zeitpunkte T1 zu T4 signifikant (p=0,005).

5.4.5.6. Kribbeln / Bauchschmerzen

Abbildung 13: Deskriptive Statistik zu den Symptomen Kribbeln und Bauchschmerzen.

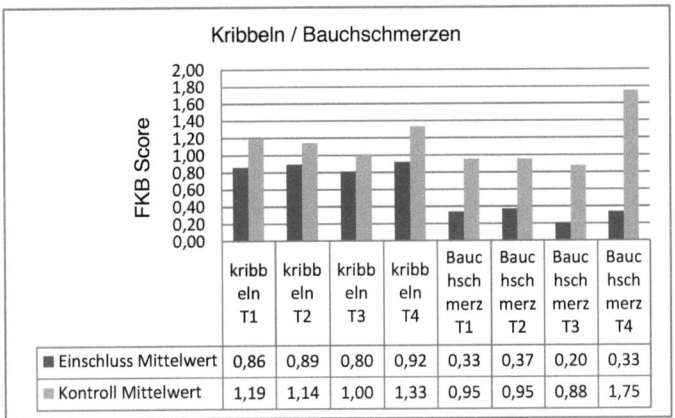

Das Symptom Kribbeln bietet sowohl in der Interventions- als auch in der Kontrollgruppe einen relativ konstanten Verlauf über den Beobachtungszeitraum. Signifikante Unterschiede im Gruppenvergleich bzw. innerhalb der Patientenkollektive ergeben sich analytisch nicht.

Das Symptom Bauchschmerz wird von der Kontrollgruppe im Verlauf deutlich häufiger als Befindungsstörung angegeben als in der Interventionsgruppe. Der Unterschied wird zum Zeitpunkt T3 (p=0,033) und T4 (p=0,001) signifikant. Die Innersubjektanalyse ergibt einen relativ konstanten Verlauf in der Interventionsgruppe. In der Kontrollgruppe ist eine signifikante Zunahme des Symptomes v.a. im Vergleich der Beobachtungszeitpunkte T1 zu T4 (p=0,000) und T2 zu T4 (p= 0,001) sowie T3 zu T4 (p=0,002) zu erkennen.

5.4.5.7. Probleme beim Harnlassen / Sehstörungen

Abbildung 14: Deskriptive Statistik zu den Symptomen Probleme beim Harn-lassen / Sehstörungen

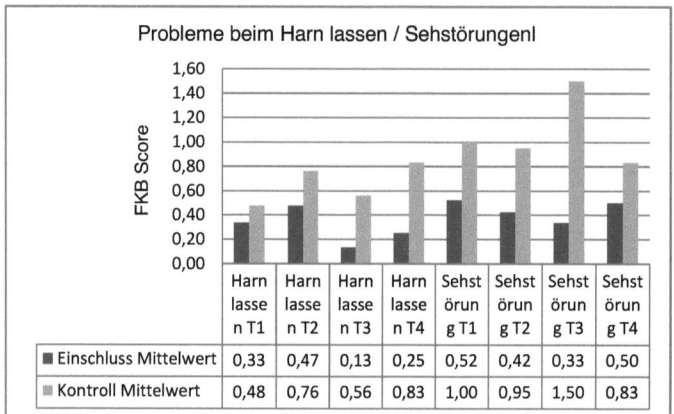

Das Symptom Probleme beim Harnlassen spiegelt im FKB Evaluationsbogen die subjektiven Beschwerden beim Urinieren wider. Eine Differenzierung der Art der Problemstellung erfolgt im Fragebogen nicht, so dass das Symptom als allgemeine Beschwerdeäußerung interpretiert werden muss.

In der Varianzanalyse ergibt sich kein signifikanter Unterschied zwischen den Untersuchungsgruppen. Die Analyse bezüglich der Innersubjekteffekte zeigt eine signifikante Zunahme (p=0,039) im Vergleich der Zeiträume T1 zu T4 innerhalb der Kontrollgruppe.

Bei Betrachtung des Symptoms Sehstörungen zeigen sich signifikante Unterschiede beim Gruppenvergleich zum Zeitpunkt T2 (p=0,029) und T3 (p=0,00).

Die Interventionsgruppe zeigt keine signifikante Veränderung des Scores. In der Kontrollgruppe kommt es zwischen den Zeitpunkten T2 und T3 zu einer signifikanten Zunahme (p=0,026).

Dieser Effekt lässt sich im weiteren Verlauf nicht mehr nachweisen.

5.4.5.8. Erhöhter Puls / Herzklopfen

Abbildung 15: Deskriptive Statistik zu den Symptomen erhöhter Puls und Herzklopfen

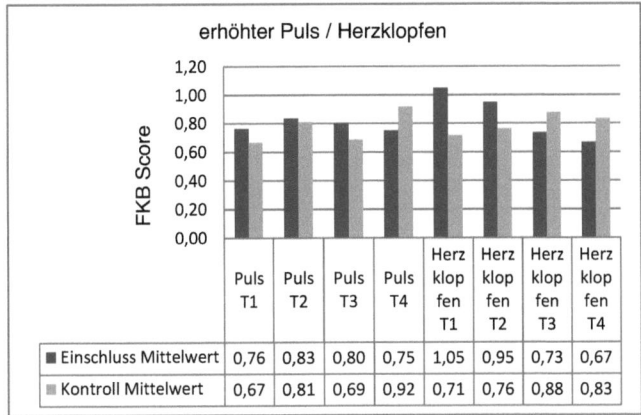

	Puls T1	Puls T2	Puls T3	Puls T4	Herz klopfen T1	Herz klopfen T2	Herz klopfen T3	Herz klopfen T4
Einschluss Mittelwert	0,76	0,83	0,80	0,75	1,05	0,95	0,73	0,67
Kontroll Mittelwert	0,67	0,81	0,69	0,92	0,71	0,76	0,88	0,83

Das Symptom erhöhter Puls spiegelt im FKB Fragebogen die Empfindung einer erhöhten Herzfrequenz als subjektives Beschwerdebild wider.

Die Gesamtscores des Symptomes liegen sowohl in der Interventions- als auch in der Kontrollgruppe im Gruppenvergleich sowie im zeitlichen Verlauf annähernd konstant.

Ähnlich verhält es sich mit dem Symptom Herzklopfen. Wenngleich anhand der deskriptiven Statistik eine abnehmende Tendenz im Verlauf der Interventionsgruppe erkennbar ist, so ergeben sich sowohl in der Zwischensubjekt- als auch in der Innersubjektanalyse keine signifikanten Unterschiede zwischen den Gruppen.

5.4.5.9. Ängstlichkeit / Hautrötung

Abbildung 16: Deskriptive Statistik zu dem Symptomen: Ängstlichkeit, Haut-rötung

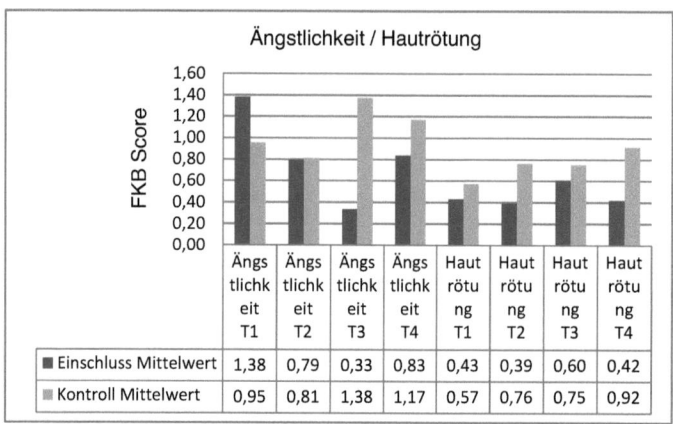

Das Symptom Ängstlichkeit als Item im FKB Evaluationsbogen zeigt in der numerischen Auswertung eine rückläufige Tendenz in der Interventionsgruppe – entsprechend einer Abnahme der subjektiven Missempfindung Ängstlichkeit.

Im Gruppenvergleich zeigen sich signifikante Unterschiede zum Zeitpunkt T3 (p= 0,003). Die Innersubjektanalyse bestätigt mit einem hoch signifikanten Ergebnis den Rückgang der Symptomausprägung in der Interventionsgruppe; T1 zu T2 (p=0,031); T1 zu T3 (p=0,019); T1 zu T4 (p=0,004).

Der Verlauf der Kontrollgruppe ist tendenziell eher zunehmend, jedoch statistisch diesbezüglich nicht signifikant.

Das Symptom Hautrötung verhält sich im internen und gegenseitigen Gruppenvergleich relativ konstant. Allenfalls eine diskrete Verschlechterung der Symptomatik in der Kontrollgruppe ist zu erkennen.

5.4.5.10. Erbrechen / Nervosität

Abbildung 17: Deskriptive Statistik zu dem Symptomen Erbrechen, Nervosität

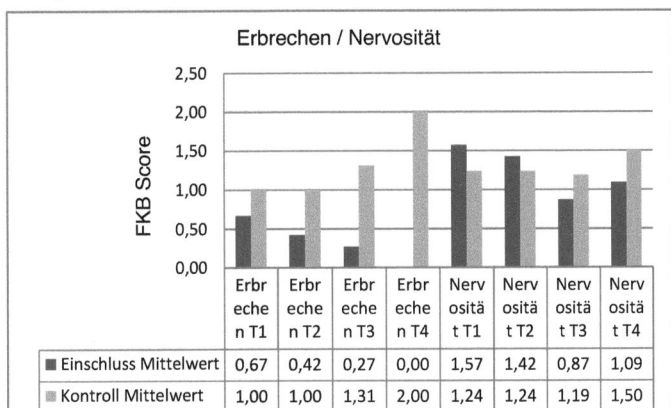

Das Symptom Erbrechen im FKB Score verhält sich in der Interventionsgruppe deutlich rückläufig. Am vierten Erhebungszeitpunkt (nach 8 Wochen) gibt keiner der Patienten der Interventionsgruppe Erbrechen als Beschwerdebild an.

In der Analyse ergibt sich eine signifikante Reduktion in der Interventionsgruppe von T1 zu T4 (p=0,05). Gegensätzlich wird in der Kontrollgruppe eine Zunahme des Beschwerdebildes dokumentiert. Signifikant vom Zeitpunkt T1 zu T4 (p=0,032) und T2 zu T4 (p=0,02). Im Zwischengruppenvergleich finden sich signifikante Unterschiede zu den Zeitpunkten T3 (p=0,008) und T4 (p=0,000).

Das Symptom Nervosität wird von den Gruppen ähnlich hoch angegeben. Signifikante Unterschiede in der Analyse finden sich im Gruppenvergleich nicht. Im Verlauf der Interventionsgruppe ist jedoch eine signifikante Abnahme des Symptomscores zwischen T1 und T3 (p=0,04) sowie T1 und T4 (p=0,037) zu sehen. Gegensätzlich wird in der Kontrollgruppe eine Zunahme des Scores T1 zu T4 (p=0,05) verzeichnet.

5.4.5.11. Vermehrter Harndrang / Vermehrter Speichelfluss

Abbildung 18: Deskriptive Statistik zu den Symptomen Vermehrter Harndrang, vermehrter Speichelfluss

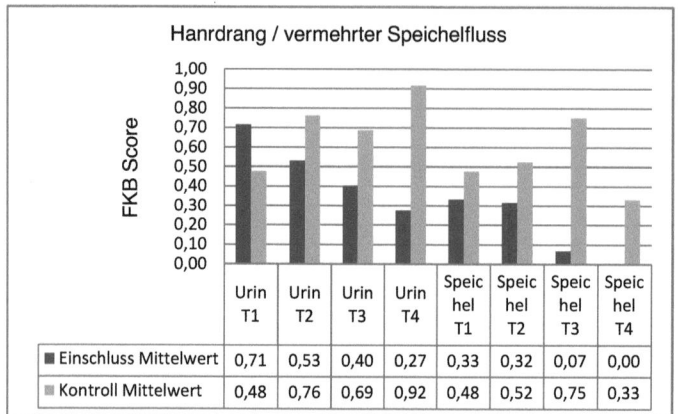

Das Symptom Harndrang wird in der Interventionsgruppe während der Beobachtungszeitphase in abnehmender Gewichtung angegeben. Die rückläufige Tendenz ist zwischen den Zeitpunkten T1 zu T4 signifikant (p=0,050). In der Kontrollgruppe wird gegensätzlich im Verlauf zunehmend über das Symptom geklagt. Dieser Verlauf ist beim Innersubjektvergleich T1 zu T4 mit p=0,017 signifikant. Der Gruppenunterschied kommt statistisch signifikant ab dem Zeitpunkt T4 (p=0,014) zur Geltung.

Das Symptom vermehrter Speichelfluss wird in der Interventionsgruppe in abnehmender Tendenz bis zum Zeitpunkt T4 angegeben. Der Verlauf der Kontrollgruppe verhält sich bis T3 gegensätzlich. Hier ist der Unterschied T1 zu T3 signifikant (p=0,039). Der Gruppenunterschied bezüglich einer höheren Beschwerdeangabe der Kontrollgruppe ist zum Zeitpunkt T3 am deutlichsten (p= 0,009).

5.4.5.12. Juckreiz / Schlafstörungen

Abbildung 19: Deskriptive Statistik zu den Symptomen Juckreiz, Schlafstörungen

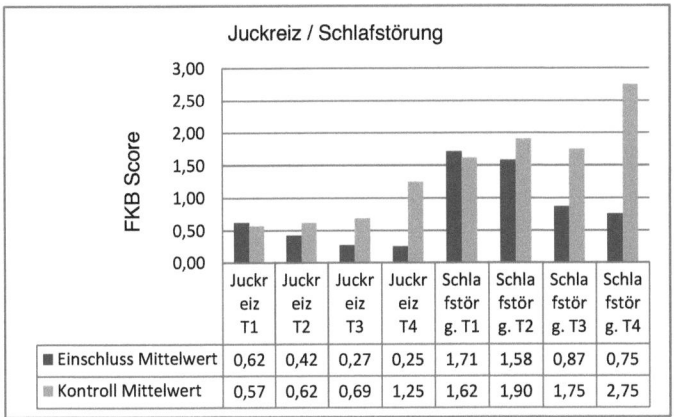

Das Symptom Juckreiz wird von der Interventionsgruppe in abnehmender Tendenz angegeben. Der rückläufige Trend ist in der Innersubjektanalyse statistisch jedoch nicht signifikant. Die Kontrollgruppe klagt im Verlauf über zunehmenden Juckreiz. Signifikante Ergebnisse finden sich zwischen den Zeitpunkten T1 zu T4 (p=0,005) und T2 zu T4 (p=0,046). Im Gruppenvergleich fallen die zunehmenden Unterschiede v.a. zum dritten (p=0,045) und vierten Erhebungszeitpunkt (p=0,000) auf.

Das Symptom Schlafstörung wird innerhalb der Interventionsgruppe im Verlauf der Beobachtungspunkte T1 – T4 in abnehmender Stärke, jedoch nicht statistisch signifikant beklagt. Die Patienten der Kontrollgruppe geben Schlafstörungen mit zunehmender Beschwerdesymptomatik an. Der Trend kann zwischen T1 zu T4 (p=0,010) statistisch belegt werden. In der Vergleichsanalyse der Gruppen ergeben sich signifikante Unterschiede zum Zeitpunkt T4 (p=0,000).

5.4.5.13. Konzentrationsstörungen / innere Unruhe

Abbildung 20: Deskriptive Statistik zu den Symptomen Konzentrationsstörungen, innere Unruhe

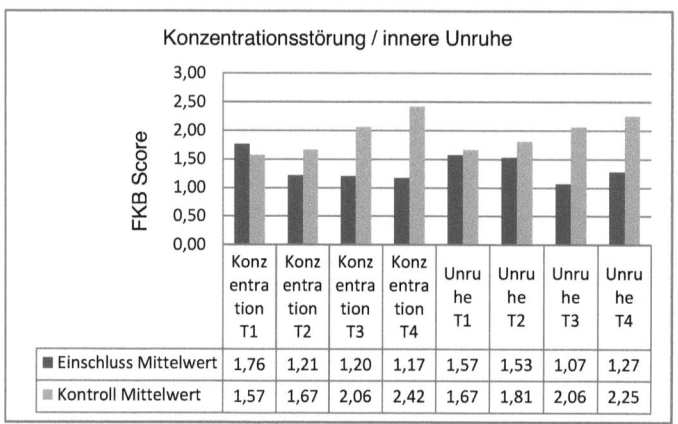

Das Symptom Konzentrationsstörung wird im Verlauf des Beobachtungszeitraums innerhalb der Interventionsgruppe in abnehmender Tendenz beklagt. Diese ist zwischen den Zeitpunkten T1 zu T2 (p=0,024); T1 zu T3 (p=0,042) und T1 zu T4 (p=0,032) statistisch signifikant. In der Kontrollgruppe kommt es im Gegensatz zu einer Beschwerdeprogredienz bezüglich Konzentrationsstörungen. Der Trend ist zwischen T1 zu T3 (p=0,005) und T1 zu T4 (p=0,005) signifikant. Im Gruppenvergleich erzielt die Kontrollgruppe bereits ab dem Zeitpunkt T2 (p=0,008) signifikant höhere Scores im Sinne einer vermehrten Beschwerdesymptomatik Der Unterschied ist zu den Zeitpunkten T3 bzw. T4 zwischen den Gruppen hoch signifikant (p jeweils 0,000).

Das Symptom Unruhe wird von der Interventionsgruppe in abnehmender Tendenz angegeben. Der Rückgang der Beschwerdesymptomatik ist zwischen T1 zu T3 (p=0,045) und T1 zu T4 (p=0,025) signifikant. Die Kontrollgruppe berichtet gegensätzlich über eine Beschwerdezunahme. Der Trend ist zwischen T1 zu T4 (p=0,007) signifikant. Unterschiede der Zwischensubjektanalyse finden sich ab dem Zeitpunkt T3 (p=0,016) und T4 (p=0,000).

5.4.5.14. Gewichtsverlust / Schwindel

Abbildung 21: Deskriptive Statistik zu den Symptomen Gewichtsverlust, Schwindel

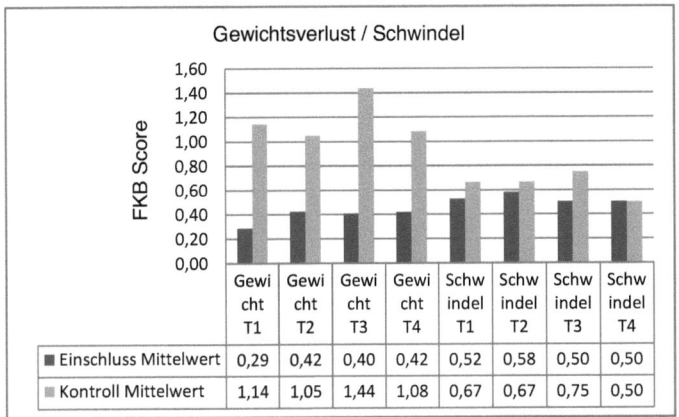

Das Symptom Gewichtsverlust ist innerhalb der Beobachtungsgruppen relativ konstant im Verlauf. Die Interventionsgruppe verzeichnet einen diskreten Anstieg bezüglich des Beschwerdebildes, dieser ist jedoch nicht signifikant. Zwischen den Patientengruppen gibt es zu den Zeitpunkten T2 (p=0,031) und T3 (p=0,001) signifikante Unterschiede.

Das Symptom Schwindel ist zwischen den Untersuchungsgruppen annähernd gleich verteilt und weist keine statistisch signifikanten Differenzen im zeitlichen Verlauf bzw. zwischen den Gruppen auf.

5.4.5.15. Geschmackstörungen

Abbildung 22: Deskriptive Statistik zu dem Symptom Geschmackstörungen

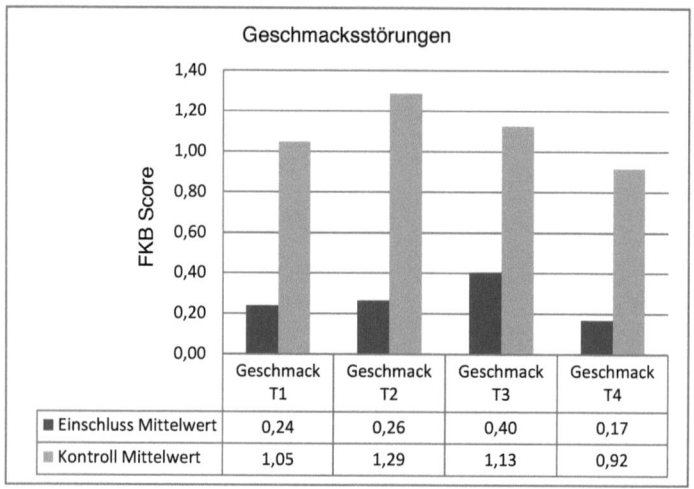

	Geschmack T1	Geschmack T2	Geschmack T3	Geschmack T4
Einschluss Mittelwert	0,24	0,26	0,40	0,17
Kontroll Mittelwert	1,05	1,29	1,13	0,92

Das Symptom Geschmackstörungen wird von der Interventionsgruppe deutlich seltener angegeben bzw. als entsprechend niedriger in der Beschwerdesymptomatik bewertet. Der Unterschied ist zwischen den Patientengruppen zu allen Zeitpunkten (T1 – T4) signifikant.
T1: p=0,043; T2: p=0,006; T3: p=0,005; T4: p=0,001
Die Innersubjektanalyse in Bezug auf die unterschiedlichen Erhebungszeitpunkte für die einzelnen Patintengruppen ergeben keine signifikanten Unterschiede.

5.5. EORTC QLQ 30

5.5.1. Ergebnisse

Der EORTC QLQ 30 Fragebogen beinhaltet in unserer Auswertung die Funktionsskalen (körperliche Funktion, die Rollenfunktion, das emotionale Befinden, die kognitive Funktion und die soziale Funktion) sowie die Skala zum allgemeinen Gesundheitsstatus. Die Auswertung erfolgte über den im Methodenteil genannten Bewertungsschlüssel. Ein hoher Gesamtscore entspricht in der Interpretation einer guten Einschätzung der Funktionsskalen bzw. des allgemeinen Gesundheitsstatus.

5.5.2. Skala zum allgemeinen Gesundheitsstatus

Diese Subskala des Fragebogens spiegelt die Selbsteinschätzung des Patienten hinsichtlich seiner globalen Empfindung der Gesundheit wider.
In der statistischen Analyse lassen sich folgende Aussagen festhalten:
- In der Interventionsgruppe kommt es im Verlauf des Beobachtungszeitraumes zu einer deutlichen Verbesserung bezüglich der Einschätzung des allgemeinen Gesundheitsstatus.
- Dieser Effekt kann in der statistischen Analyse als signifikant bestätigt werden

5.5.2.1. Deskriptive Statistik

In der folgenden Tabelle sind die Mittelwerte mit Standardabweichung der Patientengruppen hinsichtlich der Subkala des EORTC QLQ 30 angezeigt.

Tabelle 26: Deskriptive Statistiken

	thvsko	Mittelwert	Standardabweichung	N
eortcql2	1	39,2857	22,07041	21
	2	48,4127	22,30145	21
	Gesamt	43,8492	22,39546	42
eot4ql2	1	48,4127	19,47560	21
	2	47,6190	19,02901	21
	Gesamt	48,0159	19,02159	42

Eine positive Entwicklung in der Interventionsgruppe entsprechend einer Zunahme des Punktewertes ist zwischen den Beobachtungszeiträumen erkennbar.

Abbildung 23: Liniendiagram der Subskala Allgemeiner Gesundheitsstatus

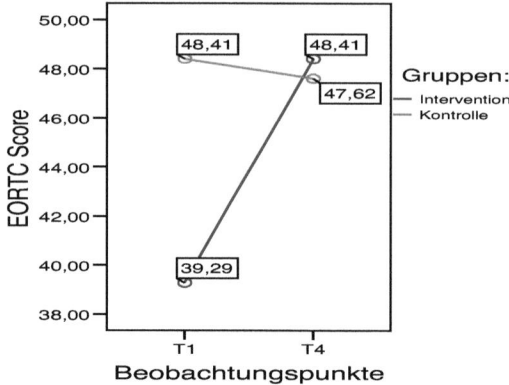

5.5.2.2. Varianzanalyse

Der F-Test (Levene) bestätigt die Varianzhomogenität: F=0,001; Signifikanz=0,977
In der Multivariantanalyse werden signifikante Effekte der Untersuchungsgruppen auf die Beobachtungszeitpunkte bestätigt. Pillai-Spur: Wert=0,161; F=3,740; Signifikanz=0,033
Die Univarinatanalyse spiegelt den Effekt der jeweiligen Untersuchungszeitpunkte auf die Gruppenunterschiede wider. Eine signifikante Differenz zu den einzelnen Beobachtungszeitpunkten lässt sich nicht feststellen.
Im Folgenden wurde der zeitliche Verlauf der einzelnen Untersuchungsgruppen mithilfe der Messwiederholung untersucht.

Tabelle 27: Innersubjektvergleich

		Quelle	Quadratsumme vom Typ III	df	F	Signifikanz	Partielles Eta-Quadrat	Beobachtete Schärfe
Interventionsgruppe	Faktor1	Sphärizität angenommen	874,669	1	7,896	,011	,283	,762
Kontrollgruppe	Faktor1	Sphärizität angenommen	6,614	1	,276	,605	,014	,079

In der Schlussfolgerung lässt sich eine signifikante Zunahme des Subskalascores bezüglich des allgemeinen Gesundheitsempfindens in der Interventionsgruppe dokumentieren.

Der Verlauf der Kontrollgruppe ist diskret gegenteilig, jedoch statistisch diesbezüglich nicht signifikant.

5.5.3. Funktionsskalen

Die Funktionsskalen beinhalten die körperliche Funktion, die Rollenfunktion, das emotionales Befinden, die kognitive Funktion und die soziale Funktion.

Im Rahmen der statistischen Auswertung werden die einzelnen Skalen mit folgender Bezeichnung versehen:

- pf2 – körperliche Funktion
- rf2 – Rollenfunktion
- ef – emotionales Befinden
- cd – cognitive Funktion
- sf – soziale Funktion.

In der Auswertung der statistischen Analyse können folgende Aussagen getroffen werden.

- Unterschiede zwischen den beiden Patientenkollektiven betrafen v.a. die Funktionsbereiche emotionales Befinden und kognitive Funktion.
- Eine deutliche Verbesserung im Sinne einer statistisch signifikanten Zunahme des EORTC Scores ist in der Interventionsgruppe im Bereich des emotionalen Befindens zu erkennen.
- Im numerischen Vergleich der Mittelwerte verbessert sich die Interventionsgruppe in den restlichen Funktionsskalen zwischen den Zeitpunkten, dieses ist in der weiteren Analyse jedoch nicht signifikant.

5.5.3.1. Deskriptive Statistik

Die folgende Tabelle zeigt den Verlauf der Mittelwerte aller Funktionsskalen über den zeitlichen Verlauf der Beobachtungszeitpunkte

Tabelle 28: Deskriptive Statistik

	Patientengruppen	Mittelwert	Standardabweichung	N
pf2 – T1	1	62,5397	24,35626	21
	2	72,6984	26,32318	21
pf2 – T4	1	64,1270	22,25870	21
	2	71,7460	23,56125	21
rf2 – T1	1	54,7619	32,97426	21
	2	66,6667	27,38613	21
rf2 – T4	1	52,3810	27,53065	21
	2	62,6984	19,65308	21
ef – T1	1	37,3016	21,18356	21
	2	57,9365	26,93565	21
ef – T4	1	51,5873	27,21048	21
	2	65,0794	25,63351	21
cf – T1	1	54,7619	27,95972	21
	2	73,8095	24,47869	21
cf – T4	1	61,1111	29,50204	21
	2	77,7778	22,56677	21
sf – T1	1	58,7302	32,75288	21
	2	69,0476	30,86067	21
sf – T4	1	64,2857	31,74802	21
	2	72,2222	29,02745	21

Abbildung 29: Funktionsskalen des EORTC im zeitlichen Verlauf der Beobachtungszeitpunkte

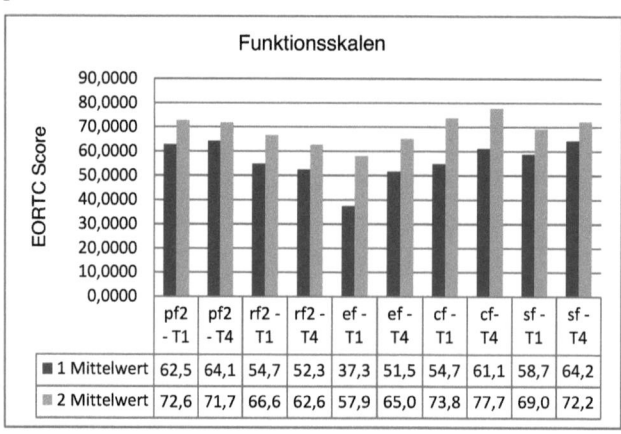

Eine Steigerung des Gesamtscores und damit eine Besserung in der jeweiligen Selbsteinschätzung der Funktion ist innerhalb der Interventionsgruppe in nahezu allen Funktionsskalen zu erkennen. Die Kontrollgruppe neigt hingegen tendenziell zu einer Verschlechterung der jeweiligen Funktionsskala, wenngleich im Bereich des emotionalen Befindens und der kognitiven Funktion eine Besserung der Selbsteinschätzung angegeben wird.

5.5.3.2. Varianzanalyse

Der Effekt der jeweiligen Patientenkollektive auf die Beobachtungszeiträume wurde durch die Multivariantanalyse getestet. Eine Homogenität der Varianzen lag vor: Signifikanz=0,139 (Levene).

Ein signifikanter Effekt konnte hierbei nicht bestätigt werden. Pillai Spur: Signifikanz = 0,426. Die Analyse des Zwischensubjektanalyse ergibt einen signifikanten Einfluss der Erhebungszeitpunkte für die Subskalen: emotionales Befinden und kognitive Funktion auf die jeweiligen Patientengruppen.

Tabelle 29: Tests der Zwischensubjekteffekte

	Abhängige Variable	Quadratsumme vom Typ III	df	F	Signifikanz	Partielles Eta-Quadrat	Beobachtete Schärfe(a)
Einfluss der Erhebungszeitpunkte auf die Patientengruppen.	pf2 – T1	1083,598	1	1,685	,202	,040	,245
	pf2 – T4	609,524	1	1,160	,288	,028	,183
	rf2 – T1	1488,095	1	1,620	,210	,039	,237
	rf2 – T4	1117,725	1	1,954	,170	,047	,276
	ef – T1	4470,899	1	7,615	,009	,160	,768
	ef – T4	1911,376	1	2,735	,106	,064	,365
	cf – T1	3809,524	1	5,517	,024	,121	,630
	cf – T4	2916,667	1	4,228	,046	,096	,519
	sf – T1	1117,725	1	1,104	,300	,027	,176
	sf – T4	661,376	1	,715	,403	,018	,131

In der weiteren Auswertung folgt ein gepaarter T-Test, um die o.g. Verbesserung der Interventionsgruppe in den Funktionsskalen analytisch zu differenzieren.

Tabelle 30: Test bei gepaarten Stichproben

		Gepaarte Differenzen						Sig. (2-seitig)
				95% Konfidenzintervall der Differenz				
		Mittelwert	Standardabweichung	Obere	Untere	T	df	
Interventionsgruppe	pf2 T1 – pf2 T4	-1,58730	14,59144	-8,22924	5,05464	-,499	20	,624
	rf2 T1 – rf2 T4	2,38095	21,26925	-7,30069	12,0626	,513	20	,614
	ef T1 – ef T4	-14,28571	21,10537	-23,89276	-4,67867	-3,102	20	,006
	cf T1 – cf T4	-6,34921	17,05888	-14,11431	1,41590	-1,706	20	,104
	sf T1 – sf T4	-5,55556	28,05418	-18,32567	7,21455	-,907	20	,375
Kontrollgruppe	pf2 T1 – pf2 T4	,95238	9,01498	-3,15119	5,05595	,484	20	,634
	rf2 T1 – rf2 T4	3,96825	20,34751	-5,29382	13,2303	,894	20	,382
	ef T1 – ef T4	-7,14286	16,30561	-14,56508	,27937	-2,007	20	,058
	cf T1 – cf T4	-3,96825	18,93319	-12,58654	4,65003	-,960	20	,348
	sf T1 – sf T4	-3,17460	12,49338	-8,86152	2,51232	-1,164	20	,258

a Es werden keine Statistiken für eine oder mehrere Teildateien berechnet

Anhand der Longitudinalvergleiche der einzelnen Funktionsskalen kann für die Subskala des emotionalen Befindens eine signifikante Differenz zwischen den beiden Kontrollzeitpunkten innerhalb der Interventionsgruppe dokumentiert werden. Dies ist in der Interpretation mit einer deutlichen Verbesserung des emotionalen Befindens in der Selbsteinschätzung des Patienten vereinbar.

6. Diskussion

6.1. Einleitung

Die Konfrontation mit der Diagnose Krebs stellt für den Betroffenen eine hohe Herausforderung dar.
Die Erkrankung geht häufig mit dem Verlust von Unabhängigkeit und einer zunehmenden Beeinträchtigung des Selbstwerterlebens einher.
Innerhalb des onkologischen Krankheitsbildes können weitere Belastungen wie progredienter Verlauf, Therapieversagen, palliative Zielsetzung und zunehmende Schmerzen auftreten und als Co-Faktoren das Auftreten einer depressiven Erkrankung fördern [75].
Als krankheitsspezifische Faktoren werden zudem die Ungewissheit über den Erkrankungsverlauf, den Kontrollverlust, eine zunehmende äußerliche Stigmatisierung und eine beginnende soziale Isolation gewertet [76].
Die Prävalenz von Depressionen wird aufgrund der multiplen Faktoren unterschiedlich bewertet. In der Literatur finden sich Angaben von bis zu 58% depressiver Symptome innerhalb onkologischer Patientenkollektive. Manifeste Depressionen werden bis zu 38% (nach DSM IV) angegeben [77].
Die Unterschiede innerhalb der Prävalenz ergeben sich u.a. durch medizinische/onkologische Co-Faktoren wie differente Tumorarten, deren Stadien, die jeweilige Therapieform, die verschiedenen Krankheitsverläufe inklusive körperlicher Beschwerden [78].
Die Diagnostik wird durch überlappende somatische Symptome wie Schlafstörungen, Abgeschlagenheit, Appetitlosigkeit und Gewichtsverlust erschwert. Eine Differenzierung zwischen den Begleiterscheinungen der onkologischen Grunderkrankung und der depressiven Störung ist hierbei für den Patienten oftmals schwierig [79].
In den letzten Jahren ist eine zunehmende Fokussierung auf eine positive Beeinflussung der Lebensqualität onkologischer Patienten abseits der eigentlichen somatischen Therapie der onkologischen Erkrankung zu verzeichnen. So hat z.B. die Fachgesellschaft American College of Physicians die Leitlinien für Palliativmedizin unter Berücksichtigung von Depressionen gestellt [80].

Die positive Beeinflussung depressiver Symptome, Angststörungen sowie eine Verbesserung der Lebensqualität nach psychotherapeutischer Intervention konnte in vielen Studien bewiesen werden [81, 82, 83].

Eine Beeinflussung der Überlebenszeit durch psychotherapeutische und psychopharmakologische Interventionen wird zur Zeit kontrovers diskutiert [84].

Die Optimierung einer sozialen Unterstützung, die Verbesserung der Patientencompliance aber auch die Beeinflussung somatischer Faktoren wie Schmerz, Übelkeit, Appetitlosigkeit und Schlafstörungen können als wichtige Kriterien hinsichtlich der Lebensqualitätssteigerung nach psychotherapeutischer Intervention gesehen werden [85].

Die Intervention besteht im allgemeinen aus einer Kombination von sozialer Unterstützung, der psychotherapeutischen Intervention und ggf. dem Einsatz von Psychopharmaka.

Psychopharmakologische Interventionen bieten diesbezüglich Vorteile in einer zügigen Beeinflussung depressiver Symptome und Angststörungen sowie v.a. durch den stärkeren Einfluss auf somatische Problembereiche [86, 61].

Gerade in infrastrukturell dünn besiedelten Gebieten mit fehlender flächendeckender psychoonkologischen Betreuungsmöglichkeit kann eine Optimierung depressiver Symptome und Angststörungen durch den alleinigen Einsatz von Psychopharmaka sinnvoll sein.

6.2. Ablauf

Im Rahmen der Etablierung einer psychoonkologischen Ambulanz des Institutes für Psychiatrie der Universitätsklinik Greifswald erfolgte ein intensiver Kontakt zu mehreren regionalen onkologischen Behandlungszentren. Der Informationsaustausch zwischen den medizinischen Fachbereichen sowie der Kontakt zu Patienten, welche sich im Rahmen ihrer Krebserkrankung in stationärer oder ambulanter Betreuung aufhielten, ermöglichte es, psychotherapeutische bzw. psychopharmakologische Therapieangebote zu unterbreiten.

Patienten, welche einer psychotherapeutischen Intervention nicht zugänglich waren und sich für eine pharmakologische Therapie entschlossen, wurden im Rahmen dieser Interventionsstudie über einen Zeitraum von acht Wochen betreut.

In der Fragestellung sollte die positive Beeinflussung der depressiven Symptomatik als auch der Angststörung, einer allgemeinen Verbesserung der Lebensqualität sowie die Reduktion körperlicher Beschwerden nach psychopharmakologischer Intervention mit einem selektiven Serotonin Reuptake Hemmer untersucht werden. Die Datenlage bisheriger Interventionsstudien ist als eher dünn zu bewerten und betrifft häufiger die Kombination von psychotherapeutischer Intervention und Pharmakotherapie [87, 88, 89, 90, 91].

6.3. Design

Das Studiendesign entsprach einer offenen, nicht randomisierten, kontrollierten Interventionsstudie. Auf eine Doppel-blind Studie mit einer Placebo Kontrollgruppe wurde aufgrund folgender Überlegungen verzichtet.

Der aktuelle Wissensstand ließ keinen begründeten Zweifel an den Vorteilen unterstützender psychiatrischer Therapie von Depressionen bei primär onkologischen Patienten.

- Ein großer Anteil der Patienten befand sich bereits in standardisierten onkologischen Studienprotokollen.
- Die sensible ethische Thematik dieses Forschungsgebietes machte es aus unserer Sicht unverantwortlich, therapiebedürftige Patienten, welche oftmals mit infausten Diagnosen konfrontiert waren, in der Ungewissheit über interventionelle pharmakologische Maßnahmen zu lassen.

Aus diesem Grund wurde jedem Patienten ein Therapieangebot unterbreitet.

Im Weiteren sprach gegen eine Randomisierung, dass die Datenerhebung auf einen limitierten Patientenpool begrenzt war und aufgrund ethischer Bedenken eine Vielzahl von Ausschlussfaktoren berücksichtig werden mussten. Um die statistische Aussagefähigkeit aufgrund der geringen Fallzahl zu erhöhen, wurde die Kontrollgruppe anhand der Matching Faktoren Alter, Geschlecht, Tumorart und Erstdiagnose vs. Rezidiv ausgewählt. Hierdurch sollte der Variation depressiver Beschwerden in ihrer Ausprägung als Komorbidität maligner Erkrankungen und aufgrund deren somatischen Heterogenität, der verschiedenen Krankheitsstadien und den damit verbundenen unterschiedlichen Bewältigungsstrategien entgegen gewirkt werden.

Bezüglich der statistischen Ergebnisinterpretation ist das offene Studiendesign kritisch zu bewerten. Wenngleich anhand der genannten, vorrangig empathischen Gründen auf eine Verblindung und eine Placebokontrolle verzichtet wurde, so ist ein suggestiver Effekt des

Therapieerfolges aus Sicht des beurteilenden Psychologen/Psychiaters zu berücksichtigen. Zudem ist sich der Patient der Medikation bewusst und ist somit neben den pharmakologischen Wirkungen auch einem ausgeprägteren Placeboeffekt ausgesetzt. Auf eine neutrale Ergebnisbeurteilung, welche eine Doppel-Blindstudie diesbezüglich mit höherer Wahrscheinlichkeit erreichen würde, musste so verzichtet werden.

Als weiterer Kritikpunkt ist die Verwertung von Fremd- und Selbstrating Skalen für die entsprechende Bewertung der psychiatrischen Störung aufzuführen. Lediglich die depressive Symptomatik wird innerhalb des Studiendesgins mittels eines Fremdbeurteilungsintrumentes (MADRS) eruiert. Die Auswirkungen auf Angst, körperliche Beschwerden und Lebensqualität spiegeln jedoch Selbstbeurteilungsskalen wider. Insofern würde die zusätzliche Verwendung einer Selbstrating Skala zur Ausprägung der Depression wie z.B. der Hospital Anxiety and Depression Scale (HADS) einen interessanten Vergleich liefern. Für die Reliabilität der getroffenen Aussagen zum Therapieeffekt der depressiven, durch den MADRS eruierten Symptomatik sprechen auch die vergleichbar positiven Auswirkungen der sich überschneidenden Symptome des FKB Selbstbeurteilungsfragebogens.

6.4. Ergebnisse

6.4.1. Prävalenz

Aussagen zur Prävalenz depressiver Erkrankungen ließ das Studiendesign nicht zu. Nach Rücksprache mit dem medizinischen Personal der jeweiligen onkologischen Klinik erfolgte der primäre Kontakt v.a. zu dem als depressiv bzw. „als besonders traurig" eingeschätzten Patienten. Insofern wurde den Mitarbeitern der Studie bereits ein vorselektiertes Patientenkollektiv präsentiert.

Aus dem Pool der 600 initial kontaktierten Patienten zeigten 100 Patienten ein Interesse an der Studienteilnahme und wurden auf Basis der MADRS Fremdbeurteilungsskala bei einen Cutoff von ≥ 16 Punkten als depressiv bewertet.

Bei der Interpretation der Prävalenz ist innerhalb der Gruppe der 500 nicht eingeschlossenen Patienten – ein nicht zu vernachlässigender Anteil depressiver Erkrankungen zu vermuten. Der Studienausschluss erklärt sich zum Teil durch eine Ablehnung der weiteren Kontaktaufnahme seitens der Patienten. Dieses mag viele Gründe haben und kann zum Beispiel durch Bewältigungsstrategien wie Verdrängung erklärt werden. Auch die Tatsache, dass das psychoonkologische Behandlungskonzept innerhalb der onkologischen Abteilungen erstmalig eingeführt wurde, begünstigt nicht zwangsläufig die aktive Teilnahme der Patienten. Ein Informationsaustausch innerhalb onkologischer Patientenkollektive und seitens des medizinischen Personals der onkologischen Einrichtungen konnte somit aufgrund fehlender Erfahrungsberichte kaum erfolgen.

6.4.2. Vergleich der Studienteilnehmer

Kritisch ist zu bewerten, dass das Screening der onkologischen Patienten initial von geschulten Doktoranden der Medizin anhand des MADRS Fragebogen erfolgte, eine weitere Beurteilung der depressiven Symptomatik nach Annahme des Therapieangebotes seitens der psychoonkologischen Ambulanz jedoch durch Psychologen und Psychiater. Die Fremdbeurteilungsskalen der ersten Erhebungsphase (T1) spiegeln insofern die Einschätzung der Symptomatik durch die geschulten Mitarbeiter wider. Gleichfalls erfolgte die komplette weitere Betreuung der Kontrollgruppe durch die genannten Mitarbeiter.

Weitere Unterschiede betreffen die Ausgangssituation der beiden Studiengruppen. Das offene Studiendesign ermöglichte jedem Patienten die individuelle Entscheidung pro bzw. kontra medikamentöse Therapie. Bei Betrachtung der Ausgangssituation ist ein Unterschied in der Ausprägung der depressiven und ängstlichen Symptomatik zuungunsten der Therapiegruppe zu erkennen. Dieser Effekt ist statistisch nicht signifikant, wiederholt sich jedoch innerhalb der verschiedenen Erhebungsinstrumente: MADRS, BAI, FKB, EORTC.

Bei Betrachtung der Fremdbeurteilungsinstrumente (MADRS) differieren die Mittelwerte zum Studienbeginn (T1) von 22,95 im Kontrollarm zu 25 im Therapiezweig. Bezogen auf die Ausprägung der Angst ist eine stärkere Beschwerdeintensität des Therapiearmes (Mittelwert: 22,90) gegenüber des Kontrollarmes (Mittelwert: 21,86) am Ausgangszeitpunkt zu verzeichnen. Ausgeprägter ist der Unterschied in der Auswertung des FKB Evaluationsbogens. Hier beträgt die Selbsteinschätzung der Ängstlichkeit 1,38 im Therapiearm versus 0,95 im Kontrollarm.

Am deutlichsten sind die Unterschiede zwischen den Patientenkollektiven am Ausgangszeitpunkt bei Betrachtung der Ergebnisse des EORTC Fragebogens. Die Selbsteinschätzung der Lebensqualität wird hierbei innerhalb der Therapiegruppe am Studienbeginn deutlich schlechter mit einem Mittelwert von 39,3 versus 48,4 innerhalb der Kontrollgruppe angegeben. Weiterhin geben die Patienten der Kontrollgruppe für die Funktionsskalen der EORTC Auswertung eine bessere Einschätzung ihrer körperlichen Funktion, Rollenfunktion, für emotionales Befinden, der kognitiven- und sozialen Funktion an. Für zwei Funktionsskalen des EORTC, der emotionalen und der kognitiven Funktion, sind die Unterschiede zum Ausgangszeitpunkt bereits statistisch signifikant.

In der Interpretation dieser Befundkonstellation ist eine stärkere Ausprägung der psychischen Belastungssituation, vor allem aber eine deutlich reduzierte Lebensqualität innerhalb des Patientenkollektives, welches sich für den Behandlungsarm und demzufolge der medikamentösen, antidepressiven Therapie entschieden hat, zu verzeichnen.

Der in der Auswertung signifikant bis hoch signifikant positive Effekt der SSIR-Therapie auf das Outcome der Behandlungsgruppe muss aufgrund dieser Gruppenindifferenz zum Ausgangspunkt kritisch hinterfragt werden. Eine schlechtere Bewertung vor allem unter Berücksichtigung der Selbstbeurteilungsinstrumente kann so zum Beispiel eine stärkere Auswirkung der Intervention begünstigen. Weitere Spekulationen können zur Persönlichkeitsstruktur der verschiedenen Studienteilnehmer angeführt werden. So kann zum Beispiel die Wahl der Interventionsgruppe den eher abhängigen sowie hilflosen Patienten unterstellt werden. Dem Kontrollarm könnten entsprechend eher optimistische und selbstsichere Patienten angehören. Eine Verdrängung des Themas Depression würde anhand des Patientenverlaufes möglicherweise eher den bereits im Vorfeld ausgeschiedenen 500 Patienten zugemutet.

Insgesamt bietet das offene Studiendesign, welches dem Patienten die Entscheidungsgewalt über die Teilnahme, die Wahl der Interventionsgruppe bzw. der Kontrollgruppe ermöglicht, für die Auswertung des Therapieerfolges entscheidende Nachteile in der Interpretation und Repräsentativität der Ergebnisse. Eine Randomisierung, eine Placebogabe sowie eine Verblindung der Studie würde den Spekulationen über verschiedene Ausgangssituationen zwischen den jeweiligen Studienarmen und damit fraglich unterschiedlichen Auswirkungen therapeutischer Interventionen die Grundlage entziehen. Die anfänglich genannten ethischen Bedenken würden jedoch aus unserer Sicht weiterhin Gültigkeit besitzen und sollten jederzeit erneut kritisch abgewogen werden.

6.4.3. Demographische Daten

Bei Betrachtung der demographischen Datenlage ist ein Unterschied in der Altersverteilung trotz der genannten Matching Parameter auffällig. Innerhalb der Kontrollgruppe wurde mit 57,33 ± 10,23 Jahren ein höheres Lebensalter bestimmt als innerhalb der Interventionsgruppe (53,9 ± 8,45). Hierbei kann auch die höhere Bereitschaft jüngerer Patienten an der Teilnahme einer psychiatrischen Intervention zur Geltung kommen. Die auffallend starke Präsenz von Brustkrebserkrankungen kann durch die vorrangige Zusammenarbeit mit den gynäkologischen Stationen des Krankenhauses Stralsund sowie der Universitätsklinik Greifswald erklärt werden. Die überproportional starke Präsenz (n=18) der weiblichen Patienten gegenüber denen der männlichen (n=3) ist neben der genannten organischen Verteilung auch in der größeren Bereitschaft zur Studienteilnahme durch die weiblichen Patienten zu sehen.

Soziale Parameter wie familiäre Situation und Versorgung war bei beiden Gruppen annähernd gleich verteilt.

Das Therapiemanagement innerhalb der Untersuchungsgruppen war sehr heterogen und unterlag während der Beobachtungszeit entsprechend dem primären Therapieresponse starken Schwankungen.

Aufgrund der geringen Fallzahlen sind statistische Aussagen zur Prävalenz depressiver Erkrankungen und deren Ausprägung innerhalb von Subpopulationen der Studie wie z.B. alters- oder geschlechtsspezifisch ohne entsprechende statistische Power. Eine differenzierte Betrachtung dieser Verteilungsmuster fand somit nicht statt.

Aufgrund der anfänglichen Einbindung einzelner onkologischer Therapiezentren sowie der vorrangigen Zusammenarbeit mit der Gynäkologie des Klinikums Stralsund können keine Rückschlüsse auf ein Verteilungsmuster depressiver Erkrankungen bei onkologischen Patienten mit unterschiedlichen Tumorerkrankungen gezogen werden. Diesbezüglich sollte für eine erneute Datenerhebung nach Erreichen einer flächendeckenden psychoonkologische Versorgung geworben werden.

6.4.4. MADRS

Im Vergleich zu ähnlichen Studiendesigns mit Verwendung psychopharmakologischer Intervention bei Patienten mit einer onkologischen Erkrankung konnte eine zügige Verringerung der depressiven Symptomatik, erfasst als relevante Reduktion des MADRS Score, erreicht werden. [16, 17]

Bereits nach zwei Wochen wurde ein Rückgang der MADRS Gesamtbewertung von 25 ± 5,81 auf 15,95 ± 6,53 innerhalb der Interventionsgruppe erreicht, während die Kontrollgruppe sogar eine Verschlechterung der Gesamtbewertung von 22,95 ± 3,9 zu 24,05 ± 3,79 aufwies. Dieser Effekt ist v.a. am Beginn der Intervention ausgeprägt. Der weitere Verlauf der Interventionsgruppe unter Citalopram zeigt stabile Verbesserungen der Psychopathologie mit insgesamt ausgeprägter Symptomreduktion.

Der zügige Einfluss der pharmakologisch antidepressiven Therapie ist auch in der offenen Studie von Theobald et al. aus dem Jahr 2003 beschrieben worden [91]. Unter der Medikation mit Citalopram (20-40mg) im Kollektiv onkologischer Patienten konnte hierbei eine zügige Reduktion depressiver Symptome sowie eine Verbesserung der Lebensqualität dokumentiert werden. Der Behandlungszeitraum betrug auch hier insgesamt acht Wochen.

Zusammenfassend konnte in unserer Interventionsstudie ein Rückgang der depressiven Symptomatik, dargestellt als Reduktion des MADRS Summenscore um 36,2%, im Behandlungszeitraum von acht Wochen erzielt werden. Sehr ähnliche Ergebnisse liefert die Interventionsstudie von Pae CU et al. aus dem Jahr 2004 für die psychopharmakologische Behandlung von Depressionen bei Patienten mit hämatologischer Krebserkrankung. Über einen Beobachtungszeitraum von acht Wochen konnte durch die Medikation des SSRI Paroxetine ein Rückgang des Summenscores um 32,8% erreicht werden [92].

6.4.5. BAI

Vergleichbare Verbesserungen bezüglich depressiver Symptome konnten auch in verschiedenen psychotherapeutischen Behandlungsstudien erzielt werden [93, 94].

Im Outcome der Interventionsgruppe kann zudem ein deutlicher Rückgang der Angstempfindung definiert über einen Abfall im BAI Gesamtscore von 22,9 ± 12,96 zu 15,6 ± 12,48 entsprechend 31,8% beobachtet werden. Dieser Effekt entspricht Vergleichsdaten aus dem pharmakologischen Studien mit Citalopram in der Behandlung von Panikstörungen [95]. In Bezug auf die Behandlung von Angststörungen innerhalb eines Kollektives onkologischer Patienten konnten in der Interventionsstudie von Torta R et al. [96] ähnliche Ergebnisse erzielt werden. Auch in dieser Studie ist der Einfluss einer pharmakologischen Intervention mit einem SSRI, in diesem Fall Sertralin, bei Patienten mit Krebserkrankungen mit der Zielsetzung der Reduktion depressiver und ängstlicher Symptome bereits nach acht Wochen deutlich ausgeprägt.

6.4.6. Nebenwirkungen

Die Verträglichkeit der antidepressiven Therapie durch die Medikation mit Citalopram sollte anhand des körperlichen Beschwerdebogens nachvollzogen werden. In der Betrachtung vorrangig somatischer, gastrointestinaler Beschwerden gibt es in der Therapiegruppe im Vergleich zur Kontrollgruppe keine Zunahme von Übelkeit, Erbrechen, abdominale Schmerzen, Verstopfung oder Durchfall. Eindrucksvoll ist die Abnahme von Erbrechen in der Interventionsgruppe. Am letzten Erhebungszeitpunkt nach acht Wochen klagt keiner der mit Citalopram behandelten Patienten über Erbrechen, während gegensätzlich in der Kontrollgruppe eine Zunahme ab dem ersten Zeitpunkt besteht.

Anticholinerge Symptome wie Mundtrockenheit, Sehstörungen und Miktionsschwierigkeiten werden gleichfalls innerhalb der Kontrollgruppe häufiger angegeben.

Vegetative Beschwerden wie vermehrtes Schwitzen, Zittern, erhöhter Puls, Herzklopfen, Hautrötung, Nervosität, Schwindel, niedriger Blutdruck, Kraftlosigkeit verhalten sich innerhalb der Vergleichsgruppe als relativ konstant. Relevante Reduktionen innerhalb der Interventionsgruppe können für vermehrtes Schwitzen und Zittern angegeben werden. Eine Zunahme unter Medikation wird jedoch für keines der Beschwerdesymptome angegeben.

Bei Betrachtung der angegebenen Ängstlichkeit ist eine deutliche Abnahme der Mittelwerte innerhalb der Interventionsgruppe von bis zu 76% ab dem Behandlungsstart zu erkennen. Gegensätzlich wird eine maximale Zunahme der Mittelwerte von 145% innerhalb der Kontrollgruppe angegeben. Diese Beobachtung bestätigt das Ergebnis der Auswertung des Beck Anxiety Inventory mit einer Abnahme der Mittelwerte innerhalb der Interventionsgruppe auf 68%.

Besondere Beachtung findet weiterhin die angegebene Beschwerdeäußerung bezüglich der Symptome, welche sich innerhalb einer manifesten Depression widerspiegeln. Die Angaben zu Schlafstörungen, Konzentrationsschwierigkeiten, innere Unruhe sowie Geschmacks- und Appetitstörungen sind innerhalb der Interventionsgruppe insgesamt deutlich geringer ausgeprägt. Unter der Behandlung mit Citalopram kann eine Reduktion von Schlafstörungen auf 43% mit signifikantem Unterschied zur Vergleichsgruppe, von Konzentrationsstörungen auf 66% mit erneut signifikantem Gruppenunterschied nach zwei Wochen, von Unruhe auf 81% mit gegensätzlichem Gruppenverlauf beobachtet werden. Geschmacks- und Appetitstörungen werden innerhalb der Kontrollgruppe deutlich häufiger angegeben, der zeitliche Verlauf ist jedoch für beide Gruppen relativ konstant.

Ähnliche Ergebnisse bezüglich einer Verbesserung von Übelkeit und Schlafstörungen liefert die Interventionsstudie von Kim et al. [97] aus dem Frühjahr 2008. Unter der Medikation mit dem tetracyclischen Antidepressivum Mirtazapin konnte ein deutlicher Rückgang der beiden Beschwerden innerhalb eines kurzen Behandlungszeitraumes von vier Wochen an einem onkologischen Patientenklientel bewiesen werden.

Entgegen den Nebenwirkungsberichten einer Interventionsstudie von Børup et al. [98] aus dem Jahr 1982 konnten die hierbei beschriebenen Beschwerden wie Mundtrockenheit und Kopfschmerzen unter der Therapie mit einem Selektiven Serotonin Wiederaufnahmehemmer nicht bestätigt werden.

In der bereits erwähnten Studie von Torta et al. [96] wurden unter der Behandlung mit dem Selektiven Serotonin Reuptake Inhibitor Sertalin zunehmende Nebenwirkungen wie Übelkeit, Schlafstörungen und Schwindel beschrieben. Entgegen diesen Beobachtungen konnte in der Citalopram Gruppe unserer Interventionsstudie keine Zunahme dieser Symptome festgestellt werden.

Insgesamt ist im Vergleich der Studiengruppen eine deutlich stärkere Ausprägung körperlicher Beschwerden innerhalb der Kontrollgruppe, d.h. ohne psychopharmakologische Intervention, zu verzeichnen. Die Interventionsgruppe zeigt gegensätzlich in den genannten Symptomskalen rückläufige Beschwerdeintensitäten bzw. konstante Verläufe. In der Schlussfolgerung kann der gezielten Anwendung der verwendeten antidepressiven Medikation ein günstiges Nebenwirkungsprofil v.a. im Vergleich zu der nicht therapierten Kontrollgruppe unterstellt werden.

6.4.7. EORTC

Eine weitere Auswertung der Studienergebnisse befasst sich mit der Beeinflussung der Lebensqualität im Sinne einer Selbsteinschätzung der Patienten hinsichtlich funktioneller Einschränkungen und Krankheitssymptome nach psychopharmakologischer Intervention. Berücksichtigt wurden diesbezüglich die Ergebnisse der Funktionsskalen sowie der Skala des allgemeinen Gesundheitsstatus des EORTC-QLQ -C30 Fragebogens.

Bezüglich der Subskala zum allgemeinen Gesundheitsstatus ist unter der Intervention eine deutliche, signifikante Zunahme der Gesamtpunktzahl von 39,3 zum Studienbeginn auf 48,4 am Ende des Beobachtungszeitraumes zu verzeichnen. Dieser Zunahme um 23,15% innerhalb der Interventionsgruppe steht im Vergleich ein Rückgang um 2% innerhalb der Kontrollgruppe gegenüber. In der Interpretation entspricht diese Ergebniskonstellation eine deutlich verbesserte Selbsteinschätzung des allgemeinen Gesundheitsstatus der behandelten Patienten nach einer Beobachtungsphase von acht Wochen. Vergleichbare Studienergebnisse sind v.a. unter Verwendung psychologischer Interventionen zu finden. So berichtet Marchioro G et al. [99] von einer Verbesserung der Lebensqualität unter einer wöchentlichen kognitiven individuellen Psychotherapie.

Bei Betrachtung der Funktionsskalen kann eine signifikante Verbesserung (p=0,009) entsprechend einer Zunahme um 38% innerhalb der Interventionsgruppe für das emotionale Befinden bestätigt werden.

Zunahmen des Gesamtscores in geringerer Ausprägung sind für die körperliche Funktion um 2,5%, für die kognitive Funktion um 11,7% sowie für die soziale Funktion um 9,4% zu verzeichnen. Lediglich die Auswertung der Rollenfunktion ergab eine Abnahme um 4,4%, welche jedoch in der Kontrollgruppe mit 6% noch ausgeprägter ausfällt.

Der deutliche Effekt auf das emotionale Befinden ist vergleichbar mit Ergebnissen einer strukturierten Patientenschulung durch Psychiater und Onkologen im onkologischen Versorgungsbereich [100].

In einer weiteren Studie von Dolbeault S. et al. [101] konnten positive Effekte auf die emotionale Funktion und den allgemeinen Gesundheitsstatus in einem vergleichbaren Beobachtungszeitraum von acht Wochen unter psychotherapeutischer Intervention in Form einer kognitiven Verhaltenstherapie an einem Kollektiv von Brustkrebspatientinnen erzielt werden.

Der insgesamt geringere statistische Effekt und die damit vergleichbar geringere positive Beeinflussung der Funktionsskalen (Rollenfunktion, körperliche, kognitive und soziale Funktion) spiegeln sich in mehreren Studien mit dem Ansatz der psychosozialen Intervention bzw. supportiven sozialen Unterstützung innerhalb onkologischer Patienten wider [102, 103, 104].

6.4.8. Diskussion der Studienergebnisse

Der genannte positive Effekt der therapeutischen Intervention auf die Patienten des Therapiearmes mit teils signifikanten Verbesserungen der depressiven und ängstlichen Symptomatik sowie einer Steigerung der Selbsteinschätzungen der Lebensqualität muss aus verschiedenen Gesichtspunkten kritisch bewertet werden.

Die bereits genannten Gruppenunterschiede zum Ausgangszeitpunkt, die somit möglicherweise verbundenen unterschiedlichen Interventionsmöglichkeiten sowie die bereits angesprochene freie Entscheidungsmöglichkeit für bzw. gegen eine Intervention können eine entscheidende Rolle für das Therapieoutcome der Patienten spielen.

Abseits der bereits erwähnten Nachteile, welche durch das offene Studiendesign bedingt sind wie Verstärkung des Suggestiveffektes seitens des Patienten als auch des behandelnden und gleichzeitig bewertenden Arztes, gilt es weitere Einflussfaktoren zu berücksichtigen. Die Ergebniskonstellation wird vorrangig der pharmakologischen Intervention zugeschrieben. Wenngleich das Studiendesign auf die medikamentöse Therapieoption ausgelegt war und eine psychotherapeutische Intervention innerhalb dieser Patientengruppe nicht vorsah, so waren interaktive Wirkungen zwischen Patienten und medizinischem Personal der psychoonkologischen Ambulanz nicht auszuschließen. Bereits die Gespräche sowie die Beachtung der seitens des Patienten genannten Beschwerdesymptomatik könnten positive Effekte auf das Outcome der Erkrankten gehabt haben [105,106,107]. Die zwischenmenschlichen Beziehungen zwischen Patient und medizinischen Personal können jedoch für beide Behandlungszweige angenommen werden. Die Intensität der Konsultationen ist aufgrund der gleichen Erhebungsinstrumente und des ähnlichen zeitlichen Rahmens für die Betreuung der jeweiligen Studiengruppen vergleichbar. Für eine objektivere Bewertung würde jedoch eine personell gleichwertige bzw. identische Betreuung beider Studiengruppen notwendig sein. Diese Forderung würde das Studiendesign aufgrund der personellen und logistisch begrenzten Möglichkeiten bezüglich des Umfanges und der Teilnehmerzahl limitieren. Für die Interpretation des schlechteren Outcomes der Kontrollgruppe im Verlauf der Interventionsstudie können somit neben der fehlenden medikamentösen Therapie weiterhin eine schwächere Interaktion im Sinne einer positiven Unterstützung durch die betreuenden Mitarbeiter und den Patienten unterstellt werden.

Um den genannten vielfältigen Spekulationen über Gruppenunterschiede zum Ausgangszeitpunkt und im weitern Verlauf bedingt durch das Studiendesign einzuschränken, sollten vorrangig aus statistischen Gründen die positiven Therapieeffekte anhand einer doppelblind Studie kontrolliert werden. Dieser bereits mehrfach erwähnte statistische Vorteil würde hierbei jedoch durch eine Verletzung der oben genannten vorrangig ethischen Bedenken in Kauf genommen werden.

7. Zusammenfassung

Die Diagnose Krebs bedeutet für den Erkrankten oft eine immense Herausforderung in Bezug auf vorhandene Bewältigungsressourcen. Neben den körperlichen Beschwerden sind im Verlauf der Erkrankung zunehmende Einschränkungen in Hinblick auf soziale und emotionale Prozesse zu erwarten.

Mit Verbesserung der Therapiemöglichkeiten maligner Grunderkrankungen und den damit verbundenen erhöhten Überlebensraten Erkrankter innerhalb der letzten Jahrzehnte muss ein stärkerer Fokus auf die Verbesserung der psychosozialen Lebensqualität gelegt werden.

Aufgrund der hohen Prävalenz von Depressionen und Angststörungen bei Patienten mit malignen Grunderkrankungen sowie der zahlreichen therapeutischen Optionen wurde im Rahmen der Etablierung einer psychoonkologischen Ambulanz ein Therapieangebot an Patienten mehrerer onkologischer Schwerpunktzentren unterbreitet.

21 Patienten mit einer diagnostizierten Major Depression (DSM IV) entschieden sich für eine psychopharmakologische Intervention mit dem Selektiven Serotonin Reuptake Inhibitor Citalopram. Der naturalistische Therapieverlauf wurde über acht Wochen prospektiv psychometrisch evaluiert. Eine Kontrollgruppe ebenfalls depressiver Tumorpatienten, welche eine SSRI Therapie abgelehnt hatten, wurde anhand von Matching Kriterien mit Zustimmung der Patienten aufgestellt.

Als Erhebungsinstrumente wurde bezüglich der Ausprägung der depressiven Symptomatik der MADRS, für die Angstempfindung das BAI, für die Selbsteinschätzung der Lebensqualität der EORTC-QLQ-C30 sowie für die Erfassung körperlicher Beschwerden und Nebenwirkungen der FKB verwendet.

Innerhalb des Beobachtungszeitraumes von acht Wochen konnte unter der gezielten Medikation mit Citalopram mit einer Dosis zwischen 20 und 60 mg pro Tag ein signifikanter Rückgang depressiver Symptome sowie der Angstempfindung verzeichnet werden. Bezüglich der Lebensqualität ist eine positive Beeinflussung vorrangig auf das allgemeine

Gesundheitsempfinden und das emotionale Befinden zu verzeichnen. Im Vergleich der Patientenkollektive konnte keine Zunahme von körperlichen Beschwerdesymptomen nach pharmakologischer Intervention mit Citalopram beobachtet werden. Vorrangig Symptome, welche mit depressiven Beschwerdebildern und Angststörungen korrelierten, waren nach Intervention in ihrer Ausprägung signifikant rückläufig.

Das Ergebnis der Studie bestätigt die positive Therapieresponse und die gute Verträglichkeit sowie damit die Notwendigkeit einer psychiatrischen Intervention in diesem Fall durch eine pharmakologische, antidepressive Medikation im Kollektiv depressiver Patienten mit malignen Grunderkrankungen.

8. Literaturverzeichnis

1. Csef H. Depressionen bei Krebspatienten: Rechtzeitig erkennen – adäquat behandeln. Fortschritte der Medizin 2001; 12: 30-32
2. Massie, MJ; Prevalence of depression in patients with cancer. J Natl Cancer Inst Monogr. (2004); (32), 57-71
3. Bukberg J, Penman D, Holland JC: Depression in hospitalized cancer patients. Psychosom Med 46:199-212, 1984
4. Reich, M. Depression and cancer: recent data on clinical issues, research challenges and treatment approaches, Curr Opin Oncol. 2008 Jul;20(4):353-9
5. von´t Spijker A, Trijsburg RW, Duivenvoorden HJ: Psychologigal sequalae of cancer diagnosis: A meta-analytic review of 58 studies after 1980, Psychosom Med   59:280 293,1997
6. Bottomley A: Depression in cancer patients: A literature review Eur J Cncer Care 7:181-191,1998
7. Derogatis LR, Morrow GR, Fetting J et al: The prevalence of psychiatric disorders among cancer patients. JAMA 1983; 249: 751-7
8. Lansky SB, List MA, Herrmann CA et al: Absence of major depressive disorder in female cancer patients. J Clin Oncol 1985; 3:1555-60
9. Evans DL, JcCartney CF, Nemeroff CB: Depression in women treated for gynaccological cancer: Clinical and neuroendocrine assessment. Am J Psychiat 1986; 143: 447-52
10. Bukberg JB, Holland JC: A prevalence study of depression in a cancer hospital population. Proc. Am. Ass. Cancer Res. 21 (1980) 382-4

11. Fava GA, Pilowski I, Pierfederici A, Bernardi M: Depressive symptoms and abnormal illness behavior in general hospital patients. Gen. Hosp. Psychiatry 4 (1982) 1741-178
12. Chochinov HM. Depression in cancer patients. Lancet Oncol. 2001 Aug;2(8):499-505
13. American Psychiatric Association. Diagnostic and statistical manual of mental disorders: DSM IV, fourth edition. Washington, DC: APA, 1994
14. Kathol RG, Mutgi A, Williams J et al. Diagnosis of major depression in cancer patients according to four sets of criteria. Am J Psychiat 1990; 147: 1021-4
15. House A. Mood disorders in the physically ill – problems of definition and measurement. J Psychosom Res 1988; 32: 345 – 53
16. Cohen-Cole SA, Brown FW, McDaniel JS. Diagnostic assessment of depression in the medically ill. In Stoudemire A, Fogel B: Psychiatric Care of the Medical Patient. New York: Oxford University Press 1993; 53-70
17. Bukberg J, Penman D, Holland C: Depression in hosptalized cancer patients. Psychosom Med. 46 (1984) 199-212
18. Endicott J: Measurement of depression in patients with cancer. Cancer 53: 2243-48, 1984
19. Memelstein HAT, Lesko L: Depression in patients with cancer. Psychooncology 1992; 1:199-215
20. Hotopf M, Chidgey J, Addington-Hall J, Lan Ly K: Depression in advanced disease: asystematic review. Part 1. Palliative Medicine 2002; 16: 81-97
21. Thomas L, Schwenk MD. Cancer and Depression. Onkology; 1998; 25: 505-13
22. Hayes J.R. Depression and chronic fatigue in cancer patients. Prim Care 1991; 18: 327-39
23. Jenkins P.L., May V.E., Hughes L. Psychological morbidity associated with local reccurence of breast cancer. Int. J. Psych. in Med. 1991; 21: 149-155
24. Brown GW, Harris T. Social origins of depression: A study of psychiatric disorders in women. London: Tavistock Publications 1978
25. Siegel D, Koopman C: Pain and depression in patients with cancer. Cancer; 1994; 74: 2570-8
26. Marshall J.R., Burnett W, Brasure J. On precipitating factors: Cancer as a cause of suicide. Suicide and Life threatening behavior 1983; 13: 15-27

27. Aapro MS, New clinical strategies for symptom management and quality of life enhancement in cancer patients. Eur J Cancer 1997; 33 (Suppl 6): S1-S2
28. Cull A, Cowie VJ, Farquharson DI et al.: Early stage cervical cancer: Psychosocial and sexual outcomes of treatment. Br J Cancer 1993; 68: 1216-1220
29. Bruera E, Carraro S, Roca E, Cedaro L, Chacon R: Association between malnutrition and caloric intake, emesis, psychological depression, glucose taste and tumor mass. Cancer Treat. Rep. 1984; 68: 873-76
30. Weizmann A, Eldar M, Schoenefeld M, Hirschorn H. Hypercalcemia induced psychopathology in malignant disease. Br. J Psych 1979; 135: 363-66
31. Starkmann M N, Schteingart D E, Schork M A. Depressed mood and other psychiatric manifestations of Cushing´s syndrome: relationship to hormone levels. Psychosom Med. 19841; 43: 3-18
32. Holland JC, Korzim AH, Tross S, Silberfarb P, Perry M: Comparative psychological disturbance in patients with pancreatic and gastric cancer. Am J Psychiatry 1986; 143: 982-986
33. Davies ADM, Davies C, Delpo C: Depression and anxiety in patients undergoing diagnostic inestigations for head and neck cancer. Br J Psychiatry 1986; 149: 491-3
34. Solomon JG, Solomon S: Psychotic depression and bronchogenic carcinoma. Am J Psychiatry 1978; 135: 859
35. Galasko D, Kwo-on-Yuen PF, Thal L, Intracranial mass lesions associated with late onset psychosis and depression. Psych Clin North America 1988; 11: 151-166
36. Carlson RJ: Frontal local lesions masquerading as psychiatric disturbances. Can Psych Ass J 1977; 22: 315-318
37. Krause JH, Fabian RL: Adaptations to surgery for head and neck cancer. Laryngoscope 1989; 99: 789-794
38. Williams NS, Johnston D: The quality of life after rectal excision for low rectal cancer. Br. J. Surgery 1983; 70: 460-62
39. Fallowfield LJ, Hall A, Maguire GP: Psychological outcomes of differnt treatment policies in women with early breast cancer outside a clinical trial. BMJ 1990; 301: 575-580
40. Ling HM, Perry PJ, Tsuang MT: Side effects of corticosteroid therapy: Psychiatric aspects. Arch Gen. Psychiatry 1972; 38: 471-477

41. McDonald EM, Mann AH, Thomas HC: Interferon as mediators of psychiatric morbidity. Lancet 1987; 21: 1175-78
42. Peterson LP, Popkin Mk: Neuropsychiatric effects of chemotherapeutic agents for cancer. Psychosom. 1980; 21: 141-153
43. Fawzy FI, Fawzy NW, Hyun CS, et al: Malignant melanoma: Effects of an early structured psychiatric intervention, coping, and affective state on recurrence and survival 6 years later. Arch Gen Psychiatry 1993; 50: 681-689
44. Richardson JL, Shelton DR, Krailo M, et al: The effect of cmpliance with treatment on survival among patients with hematologic malignancies. J Clin Oncology 1990; 8: 356-64
45. Siegel D, Bloom J, Kraemer HC, et al: Effects of psychosocial treatment on survival of patients with metastatic breast cancer. Lancet 1989; 2: 888-91
46. Siegel D: Cancer and depression. Br. J Psychiatry 1996; 168: 109-116
47. Herbert TB, Cohen S: Depression and immunity: A meta-analytic review. Psychol Bull 1993; 133: 472-86
48. Fawzy FI, Fawzy NW, Arndt LA, et al: Critical review of psychosocial interventions in cancer care. Arch Gen Psychiatry 1995; 52: 100-113
49. Greer S, Moorey P, Baruch JD, et al.: Adjuvant psychological therapy for patients with cancer: A prospective randomised trial. BMJ 1992; 304: 675-680
50. Ollenschläger G, Kopp I. The German program for disease management guidelines. Results and perspectives. Med Klin (Munich). 2007 May 15;102(5):383-7
51. Popkin MK; Callies AL, McKenzie TB: The outcome of antidepressant use in the physically ill. Arch Gen Psychiat 1985; 42: 1160-63
52. Van Heringen K, Zivkov M: Pharmacological treatment of depression in cancer patients. A placebo-controlled study of mainserin. Br J Psychiat 1996; 169: 440-443
53. Laux G. Depressive Episode und rezidivierende depressive Störung. In: Möller HJ, Laux G, Kapfhammer HP, Hrsg. Psychiatrie & Psychotherapie.Berlin, Heidelberg, New York: Springer, 2003: 1159-1210
54. Pezzella G, Moslinger-Gehmayr R, Contu A (2001) Treatment of depression in patients with breast cancer: a comparison between paroxetine and amitriptyline. Breast Cancer Res Treat 70. (1): 1-10

55. Stark P, Hardison CD: A review of multicenter controlled studies of fluoxetine vs. imipramine and placebo in major depressive disorders. J Clin Psychiat 1985; 46: 52-58
56. Kelvin AS, Hakansson S: Comparative acute toxicity of paroxetine and other antidepressants. Acta Psychiatr Scand 1989; 80: 31-35
57. Lopez JF, Chalmers DT, Vazquez DM, Watson SJ, Akil H. Serotonintransporter mRNA in rat brain is regulated by classical antidepressants. Biol Psychiatry. 1994 Feb 15; 35:287-290
58. DeVane CL: Differential phaarmacology of newer antidepressants. J Clin Psychiatry 1998; 59: 85-93
59. Rodin G, Lloyd N, Katz M, et al. The treatment of depression in cancer pathients: a systematic review. Support Care Cancer 2007; 15: 123 – 136
60. Blier P, de Montigny C. Current advances and trends in the treatment of depression. Trends Pharmacol Sci. 1994 Jul; 15:220-226. Review.
61. Twillmann RK, Manetto C: Concurrent psychotherapy and pharmacotherapy in the treatment of depression and anxiety in cancer patients. Psycho-oncology 1998; 7: 285-90
62. Bettina Busse. ICD-10 und OPs. Books on Demand, 2005
63. Kupfer DJ, Chengappa KN, Gelenberg AJ, Hirschfel MA: Citalopram as adjuctive therapy in bipolar depression. J clin Psychiatry 2001; 62: 985-90
64. Hochstasser B, Isaksen PM, Koponen H, Lauritzen L, et al.: Prophylactic effect of citalopram in unipolar recurrent depression. Placebo-controlled study of maintenance therapy. Br J Psychiatry 2001; 178: 340-310
65. Lydiatt WM, Denman D, McNeilly DP, Puumula SE, Burke WJ. A randomized, placebo-controlled trial of citalopram for the prevention of major depression during treatment for head and neck cancer. Arch Otolaryngol Head Neck Surg. 2008 May;134(5):528-35
66. Sonawalla BS: Citalopram in the maintenance treatment of major depressive disorder. J Clin Psychiatry 2001; 62: 993-994
67. Franchini L, Zanardi R, Gasperini M, et al.: Two-year maintenance treatment with citalopram. 20mg, in unipolar subjects with high recurrence rate.J Clin Psychiatry 1999; 60: 861-865

68. Theobald DE, Kirsh KL, Holtsclaw E, Donaghy K, Passik SD. An open label pilot study of citalopram for depression and boredom in ambulatory cancer patients. Palliat Support Care. 2003 Mar;1(1):71-7
69. Néron S, Correa JA, Dajczman E, Kasymjanova G, Kreisman H, Small D. Screening for depressive symptoms in patients with unresectable lung cancer. Support Care Cancer. 2007 Oct;15(10):1207-12.
70. Hopko DR, Bell JL, Armento ME, Robertson SM, Hunt MK, Wolf NJ, Mullane C, The phenomenology and screening of clinical depression in cancer patients. J Psychosoc Oncol. 2008;26(1):31-51
71. Sprangers, M.A.G., Cull, A., Bjordal, K., et al. : The EORTC approach to quality of life assessment: guidelines for developing questionaire modules. Quality of Life Research 2 (1993) 287-95
72. Fayers, P; Aaronson, N; Bjordal,K; Sullivan, M (1995) EORTC QLQ-C30 Scoring Manual . EORTC QoL Study Group, Brüssel.
73. Hjermstad, M.J., Fossa, S.D., Bjordal, K., et al. (1995) Test/retest study of the European Organization for Research and Treatment of Cancer Core Quality-of-Life Questionnaire. Journal of Clinical Oncology 13, 1249-1254.
74. Ringdal, G.I., Ringdal, K. (1993) Testing the EORTC Quality of Life Questionnaire on cancer patients with heterogenous diagnoses. Quality of Life Research, 2, 129 – 140.
75. Massie MJ, Holland JC. The cancer patient with pain: psychiatric complication and their management. Med Clin North Am. (1987); 71: 243-258
76. Peter Maguire;: Depression and Cancer, in Depression and Physical Illness. Edited by M.M. Robertson and C.L.E. Katona (1997); 430- 441
77. Massie, MJ; Prevalence of depression in patients with cancer. J Natl Cancer Inst Monogr. (2004); (32), 57-71
78. Massie, M.J., Gagnon, P., Holland, J.C. Depression and suicide in patients with cancer. J Pain Symptom Manage, (1994), 9 (5) 325 – 40
79. Golden-Kreutz DM, Andersen BL. Depressive symptoms after breast cancer surgery: relationships with global, cancer-related, and life event stress. Psychooncology. 2004 Mar;13(3):211-20.

80. Qaseem A et al. Evidence-based interventions to improve the palliative care of pain, dyspnea, and depression at the end of life: A clinical practice guideline from the American College of Physicians. Ann Intern Med 2008 Jan 15; 148:141

81. Greer, S. Psychological intervention. The gap between research and practive. Acta Oncol (2002), 41 (3), 238-43

82. Larbig, W. Psycho-oncologic interventions critical review. Psychother Psychosom Med Psychol (1998) 48 (9-109, 381-9

83. Reich, M. Depression and cancer: recent data on clinical issues, research challenges and treatment approaches, Curr Opin Oncol. 2008 Jul;20(4):353-9

84. Chow, E., Tsao, M.N., Harth, T. Does psychosocial intervention improve survival in cancer? A meta-analysis. Palliat Med (2004), 18 (1), 25-31

85. Anderson BL. Psychological interventions for cancer patients to enhance the Quality of life. J Consult Clin Psychol (1992); 60: 552-568

86. Holland JC, Morrow GR, Schmale A, Derogatis L, Stefanek M, Berenson S, Carpenter PJ, Breitbart W, Feldstein M. A randomized clinical trial of alprazolam versus progressive muscle relaxation in cancer patients with anxiety and depressive symptoms. J Clin Oncol. 1991 Jun;9(6):1004-11

87. Goodnick PJ, Hernandez M. Treatment of depression in comorbid medical illness, Expert Opin Pharmacother. 2000 Dec;1(7):1367-84

88. Reich M. Depression and cancer: recent data on clinical issues, research challenges and treatment approaches, Curr Opin Oncol. 2008 Jul;20(4):353-9

89. Mantovani G, Astara G, Lampis B, Bianchi A, Curreli L, Orrù W, Carta MG, Carpiniello B, Contu P, Rudas N. Evaluation by multidimensional instruments of health-related quality of life of elderly cancer patients undergoing three different "psychosocial" treatment approaches. A randomized clinical trial. Support Care Cancer. 1996 Mar;4(2):129-40

90. Pasquini M, Biondi M, Costantini A, Cairoli F, Ferrarese G, Picardi A, Sternberg C. Detection and treatment of depressive and anxiety disorders among cancer patients: feasibility and preliminary findings from a liaison service in an oncology division. Depress Anxiety. 2006;23(7):441-8

91. Theobald DE, Kirsh KL, Holtsclaw E, Donaghy K, Passik SD. An open label pilot study of citalopram for depression and boredom in ambulatory cancer patients. Palliat Support Care. 2003 Mar;1(1):71-7

92. Pae CU, Kim YJ, Won WY, Kim HJ, Lee S, Lee CU, Lee SJ, Kim DW, Lee C, Min WS, Kim CC, Paik IH, Serretti A. Paroxetine in the treatment of depressed patients with haematological malignancy: an open-label study. Hum Psychopharmacol. 2004 Jan;19(1):25-9

93. Marchioro G, Azzarello G, Checchin F, Perale M, Segati R, Sampognaro E, Rosetti F, Franchin A, Pappagallo GL, Vinante O. The impact of a psychological intervention on quality of life in non-metastatic breast cancer. Eur J Cancer. 1996 Aug;32A(9):1612-5

94. Fawzy FI, Cousins N, Fawzy NW, Kemeny ME, Elashoff R, Morton D. A structured psychiatric intervention for cancer patients. I. Changes over time in methods of coping and affective disturbance. Arch Gen Psychiatry. 1990 Aug;47(8):720-5

95. Neuger J, Wistedt B, Sinner B, Aberg-Wistedt A, Stain-Malmgren R. The effect of citalopram treatment on platelet serotonin function in panic disorders. Int Clin Psychopharmacol. 2000 Mar;15(2):83-91

96. Torta R, Siri I, Caldera P. Sertraline effectiveness and safety in depressed oncological patients. Support Care Cancer. 2008 Jan;16(1):83-91

97. Kim SW, Shin IS, Kim JM, Kim YC, Kim KS, Kim KM, Yang SJ, Yoon JS. Effectiveness of mirtazapine for nausea and insomnia in cancer patients with depression. Psychiatry Clin Neurosci. 2008 Feb;62(1):75-83

98. Børup C, Meidahl B, Petersen IM, Vangtorp A, le Fèvre Honoré P. An early clinical phase II evaluation of paroxetine, a new potent and selective 5HT-uptake inhibitor in patients with depressive illness. Pharmacopsychiatria. 1982 Nov;15(6):183-6

99. Marchioro G, Azzarello G, Checchin F, Perale M, Segati R, Sampognaro E, Rosetti F, Franchin A, Pappagallo GL, Vinante O. The impact of a psychological intervention on quality of life in non-metastatic breast cancer. Eur J Cancer. 1996 Aug;32A(9):1612-5

100. Gündel H, Lordick F, Brandl T, Würschmidt F, Schüssler J, Leps B, Sendler A, Mert E, Pouget-Schors D, Von Schilling C, Peschel C, Sellschopp A. Interdisciplinary psychoeducational intervention by oncologists proved helpful for cancer patients. Z Psychosom Med Psychother. 2003;49(3):246-61

101. Dolbeault S, Cayrou S, Brédart A, Viala AL, Desclaux B, Saltel P, Gauvain-Piquard A, Hardy P, Dickes P. The effectiveness of a psycho-educational group after early-stage breast cancer treatment: results of a randomized French study. Psychooncology. 2008 Nov 27

102. Schou I, Ekeberg O, Karesen R, Sorensen E. Psychosocial intervention as a component of routine breast cancer care-who participates and does it help? Psychooncology. 2008 Jul;17(7):716-20

103. Bordeleau L, Szalai JP, Ennis M, Leszcz M, Speca M, Sela R, Doll R, Chochinov HM, Navarro M, Arnold A, Pritchard KI, Bezjak A, Llewellyn-Thomas HA, Sawka CA, Goodwin PJ. Quality of life in a randomized trial of group psychosocial support in metastatic breast cancer: overall effects of the intervention and an exploration of missing data. J Clin Oncol. 2003 May 15;21(10):1944-51

104. van Wegberg B, Lienhard A, Andrey M. Does a psychosocial group intervention program alter the quality of life of cancer patients? Schweiz Med Wochenschr. 2000 Feb 12;130(6):177-85

105. Dodd MJ, Ahmed N. Preference for type of information in cancer patients receiving radiation therapy. Psychooncology. Cancer Nurs. 1987 Oct;10(5):244-51

106. McQuellon RP, Wells M, Hoffman S, Craven B, Russell G, Cruz J, Hurt G, DeChatelet P, Andrykowski MA, Savage P. Reducing distress in cancer patients with an orientation program. Psychooncology. 1998 May-Jun;7(3):207-17

107. Ali NS, Khalil HZ. Effect of psychoeducational intervention on anxiety among Egyptian bladder cancer patients. Cancer Nurs. 1989 Aug;12(4):236-42

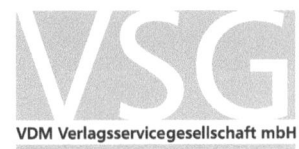

Die VDM Verlagsservicegesellschaft sucht für wissenschaftliche Verlage abgeschlossene und herausragende

Dissertationen, Habilitationen, Diplomarbeiten, Master Theses, Magisterarbeiten usw.

für die kostenlose Publikation als Fachbuch.

Sie verfügen über eine Arbeit, die hohen inhaltlichen und formalen Ansprüchen genügt, und haben Interesse an einer honorarvergüteten Publikation?

Dann senden Sie bitte erste Informationen über sich und Ihre Arbeit per Email an *info@vdm-vsg.de*.

Sie erhalten kurzfristig unser Feedback!

VDM Verlagsservicegesellschaft mbH
Dudweiler Landstr. 99   Telefon +49 681 3720 174
D - 66123 Saarbrücken   Fax   +49 681 3720 1749
www.vdm-vsg.de

Die VDM Verlagsservicegesellschaft mbH vertritt

 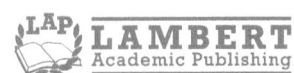 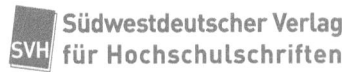

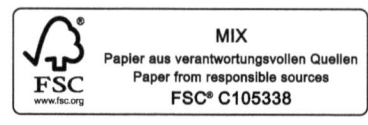

Printed by Books on Demand GmbH, Norderstedt / Germany